U0627104

全国高等学校教材
供医学检验技术专业用

医学微生物学概论

主　编　刘运德　楼永良

副主编　邵世和　张玉妥

编　者（以姓氏笔画为序）

王艾琳（北华大学）　　　　　张晓延（山西医科大学）

王　岚（沈阳医学院）　　　　邵世和（江苏大学）

申艳娜（天津医科大学）　　　罗　红（大连医科大学）

刘运德（天津医科大学）　　　岳　丹（天津医科大学）

刘晓春（天津医科大学）　　　钟秀丽（哈尔滨医科大学）

杜季梅（温州医科大学）　　　晏　群（中南大学湘雅医院）

杨维青（广东医学院）　　　　董晓晖（天津医科大学）

张玉妥（河北北方学院）　　　楼永良（温州医科大学）

秘　书　申艳娜（兼）

人民卫生出版社

图书在版编目（CIP）数据

医学微生物学概论/刘运德,楼永良主编.—北京:人民卫生出版社,2016

ISBN 978-7-117-21954-9

Ⅰ.①医…　Ⅱ.①刘…②楼…　Ⅲ.①医学微生物学-医学院校-教材　Ⅳ.①R37

中国版本图书馆 CIP 数据核字（2016）第 002929 号

人卫社官网　www.pmph.com	出版物查询，在线购书
人卫医学网　www.ipmph.com	医学考试辅导，医学数据库服务，医学教育资源，大众健康资讯

版权所有，侵权必究！

医学微生物学概论

主　　编: 刘运德　楼永良

出版发行: 人民卫生出版社（中继线 010-59780011）

地　　址: 北京市朝阳区潘家园南里 19 号

邮　　编: 100021

E - mail: pmph @ pmph.com

购书热线: 010-59787592　010-59787584　010-65264830

印　　刷: 三河市国英印务有限公司

经　　销: 新华书店

开　　本: 850×1168　1/16　**印张:** 6.5

字　　数: 192 千字

版　　次: 2016 年 2 月第 1 版　2025 年 7 月第 1 版第 6 次印刷

标准书号: ISBN 978-7-117-21954-9/R·21955

定　　价: 25.00 元

打击盗版举报电话: 010-59787491　**E-mail:** WQ @ pmph.com

（凡属印装质量问题请与本社市场营销中心联系退换）

　　《临床微生物学检验技术》(第1版)教材已经于2015年春季正式出版发行。该教材以检验技术为主线,共分五篇三十八章,包括微生物检验基本技术、临床细菌学检验、临床真菌学检验、临床病毒学检验和临床标本的细菌学检验等内容。基本技术篇中强调了细菌非培养检验技术和细菌检验的自动化;临床细菌学检验篇中根据医学检验技术专业的培养目标,以夯实基础理论为原则,以培养实际操作能力为目的,充分体现"三基"的编写思路,确立适于教师讲课和学生自学,乃至对学生毕业后临床工作有一定指导作用的适用范围。

　　为了保持与本套医学检验技术专业系列教材编写体例的一致性,新版《临床微生物学检验技术》(第1版)教材没有涵盖基础医学微生物学的内容。根据教材参编和使用单位的建议,我们组织部分院校教师编写了配套教材《医学微生物学概论》。教材本着总体精简、内容系统和方便实用的原则,共分8章3大部分,即细菌学、病毒学和真菌学。突出介绍了细菌的形态与结构、细菌的生理、外界因素对细菌的影响、细菌的遗传与变异、细菌的感染与免疫和细菌的分类与命名等基础微生物学知识。以期为《临床微生物学检验技术》的学习奠定基础。

　　尽管我们为了保证本配套教材有利于学生学习,方便教师讲授,在该书完成初稿后以校内讲义形式在部分学校医学检验技术专业进行了两个学期的小范围使用和意见的征询,但在《医学微生物学概论》结稿付梓,即将与同行和同学们见面的时候,还是心存忐忑,望读者不吝批评指正。

　　最后,衷心感谢出版社的支持,专家们的帮助,全体编委们的努力。

刘运德　楼永良

2015年12月

目　录

绪 论

第一节　微生物学与医学微生物学

微生物(microorganism)是存在于自然界的一大群形体微小、结构简单、肉眼不能直接看见,必须借助光学显微镜或电子显微镜放大数百倍、数千倍,甚至数万倍才能观察到的微小生物。微生物的种类繁多,根据其结构特点、遗传特性及生化组成可生为三大类:

1. 原核细胞型微生物　这类微生物具有呈环状裸 DNA 团块结构的原始核,无核膜、核仁。细胞器很不完善,只有核糖体。DNA 和 RNA 同时存在。这类微生物有细菌、支原体、衣原体、立克次体、螺旋体和放线菌。后五类的结构和组成与细菌接近,故从分类学角度,将它们列入广义的细菌范畴。

2. 非细胞型微生物　该类微生物无典型的细胞结构,缺乏产生能量的酶系统,只能在活细胞内生长增殖。核酸类型为 DNA 或 RNA,两者不同时存在。是最小的一类微生物,病毒(virus)属于此类微生物。

3. 真核细胞型微生物　细胞核分化程度高,有核仁、核膜和染色体,胞浆内有多种细胞器,如线粒体、内质网、高尔基体等,可行有丝分裂。包括真菌、藻类及原生动物,与医学有关的是真菌(fungus)。

微生物在自然界的分布极为广泛。江河、湖泊、海洋、土壤、矿层、空气等都有数量不等、种类不一的微生物存在,其中以土壤中最多,1g 肥沃土壤可有几亿到几十亿个微生物。在人类、动物和植物的体表,以及与外界相通的人类和动物的呼吸道、消化道等腔道中,亦有大量的微生物存在。

微生物在自然界的氮、碳、硫等循环和构成生物生态环境中是必需的,对生物的繁衍及食物链的形成均起着重要作用。例如土壤中的微生物能将死亡动、植物的有机氮化物转化为无机氮化物,以供植物生长的需要,而植物又为人类和动物所食用。此外,空气中的大量游离氮,也只有依靠固氮菌等作用后才能被植物吸收。因此,没有微生物,植物就不能进行代谢,人类和动物也将难以生存。微生物在人类生活和生产活动中已被广泛应用。

在农业方面,可以应用微生物制造菌肥、植物生长激素等;也可利用微生物感染昆虫这一自然现象来杀死害虫,例如苏云金杆菌能在一些农作物害虫的肠腔中生长繁殖并分泌毒素,导致寄生昆虫的死亡。开辟了以菌造肥、以菌催长、以菌防病、以菌治病等农业增产新途径,为人类创造物质财富。

在工业方面,微生物应用于食品、皮革、纺织、石油、化工、冶金等行业日趋广泛,如在炼油工业中,利用多种能以石油为原料的微生物进行石油脱蜡,可以提高石油的质量和产量。另外,在基因工程领域微生物也是必不可少的,例如在基因重组中,细菌的质粒、噬菌体、病毒均作为载体被广泛使用;大肠埃希菌、酵母菌等是最常用的基因工程菌。此外,在污水处理方面,利用微生物降解有机磷、氰化物等亦有良好效果。

正常情况下,人和动物体内存在着大量的微生物群,称其为正常菌群(normal flora)。如寄生在人类和动物口、鼻、咽部和消化道中的微生物是无害的,且有些具有拮抗病原微生物的作用;再则,定植在肠道中的大肠埃希菌等还能向宿主提供必需的硫胺素、核黄素、烟酸、维生素 B₁₂、维生素 K 和多种氨基酸等营养物质。据此,利用正常菌群菌株及其产物生产生态制剂治疗菌群失调症等已得到广泛应用。

自然界仅有少数微生物对人和动、植物是有害的,它们可引起这些生物体的病害,这些具有致病性的微生物被称为病原微生物(pathogenic microbes)。它们可引起人类的伤寒、痢疾、结核、破伤风、麻疹、脊髓灰质炎、肝炎、艾滋病(AIDS)等;禽、兽的鸡霍乱、鸭瘟、牛炭疽、猪气喘等;农作物的水稻白叶枯病、小麦赤霉病、大豆病毒病等。有些微生物,在正常情况下不致病,只有在特定情况下导致疾病,这类微生物称为条件致病微生物,例如一般大肠埃希菌在肠道不致病,在泌尿道或腹腔中就引起感染。此外,有些微生物的破坏性还表现在使工业产品、农副产品和生活用品腐败和霉烂等。

微生物学(microbiology)是研究微生物的生物学特性、生命规律及其与宿主间关系的一门科学。微生物学工作者的任务是将对人类有益的微生物用于实际生产,对人类有害的微生物进行改造、控制和消灭,使微生物学向着人类需要的方向发展。

随着研究范围的日益广泛和深入,微生物学又形成了许多分支,其中着重研究微生物学基础的有普通微生物学、微生物生理学、微生物生态学、微生物遗传学、分子微生物学等;按研究对象分为细菌学、病毒学、真菌学等;在应用领域中,又分为农业微生物学、工业微生物学、医学微生物学、诊断微生物学、兽医微生物学、食品微生物学、海洋微生物学、石油微生物学、土壤微生物学等。这些分支学科的相互配合和促进,使整个微生物学不断的全面的发展。近年来,随着微生物学的迅猛发展其在生物技术等高科技领域中更是起着巨大的促进作用,甚至微生物在工业化生产领域已发展为独立的支柱产业,如微生物发酵工程、酶工程、基因工程等。展望未来的科学发展和经济发展,微生物学仍是重要学科之一。

医学微生物学(medical microbiology)是一门基础医学课程,是研究与医学有关的病原微生物的一门科学,主要研究与医学有关的病原微生物的生物学特性、致病性,免疫性、微生物学检查法及特异性预防和治疗原则等。医学微生物学不仅是基础医学的重要组成部分,对临床医学、预防医学和检验医学的发展也起着重要作用。

在医学微生物学领域,虽然取得不小成绩,但距离控制和消灭传染病的目标尚存在很大差距。目前,由病原微生物引起的多种传染病仍严重威胁着人类的健康。新病原体的不断出现,造成新现(emerging)传染病;原有病原体因变异、耐药等重新流行,导致再现(reemerging)传染病为病死的主要原因之一。近年来发生的来源于畜禽病原体的感染人类事件值得人们警惕,例如 1996 年日本爆发的大肠埃希菌 O157:H7 食物中毒,发病 1 万余人,死亡 11 例;1997 年我国香港地区有 18 人感染 H5N1 型禽流感病毒,死亡 4 人;1998 年英国有 10 万头牛患牛海绵状脑病(疯牛病,BSE),死亡 10 万余头,至少有 10 个青年死于该病。

鉴于迄今仍有一些感染性疾病的病原体还未发现,有些病原体的致病和免疫机制有待阐明,不少疾病尚缺乏有效防治措施等。因此,医学微生物学今后要继续加强对病原微生物的致病因子及其致病机制和免疫机制的研究,研制完全有效的疫苗,运用分子生物学和免疫学等手段,建立特异、灵敏、快速、简便的诊断方法,深入研究微生物的耐药机制,探讨防止和逆转耐药性措施,并积极开发抗细菌、真菌和病毒的新型药物等。只有这样多方面的综合研究,才能达到控制和消灭危害人类健康的感染性疾病这一目标。

我国微生物学家有许多研究成果在医学微生物学的发展中作出了很大贡献。20 世纪 30 年代,我国学者黄祯祥(1910—1987)研究马脑炎时,发现病毒增殖后培养液 pH 有显著改变,以此作为病毒增殖的一个指标,他首创了体外细胞培养病毒的技术,为病毒分离培养开辟了新途径。汤飞凡(1897—1958)是我国第一代病毒学家,他于1955年采用鸡胚卵黄囊接种并加链霉素抑菌技术首次成功分离出沙眼衣原体,从而促进了衣原体的研究。我国新中国成立以来在传染病疫苗的研制和计划免疫方面,取得很大成就。成功地研制了脊髓灰质炎疫苗、麻疹疫苗、甲型肝炎疫苗、基因工程乙型肝炎疫苗等;不仅较早地消灭了天花,还消灭了野毒株引起的脊髓灰质炎;同时有效地控制了鼠疫、霍乱等烈性传染病,麻疹、白喉、破伤风、流行性脑膜炎等传染病也都得到控制,发病率大幅度降低。

第二节　医学微生物学发展简史

医学微生物学是人类在与传染病斗争中发展起来的一门科学。长期以来人们通过反复实践和研究,逐步认识并掌握了各种传染病病原体致病性及流行规律,并逐渐掌握了对传染病的预防和治疗措施,有许多传染病被征服,甚至被消灭。医学微生物学的发展历史是微生物学研究者用实践经验、血汗甚至生命写成的。其中许多微生物学家对医学微生物学的发展作出巨大贡献并获得诺贝尔奖。学习医学微生物学发展史,将会启发和激励人们为医学微生物学的发展、控制传染病的发生作出贡献。

古代人类虽未观察到具体的微生物,但早已将微生物知识用于疾病防治之中。11世纪北宋末年,刘真人就有肺痨由虫引起之说。意大利Fracastoro(1483—1553)认为传染病的传播有直接、间接和通过空气等数种途径。奥地利Plenciz(1705—1786)主张传染病的病因是活的物体,每种传染病由独特的活物体所引起。18世纪清乾隆年间,我国师道南在《天愚集》鼠死行篇中写道:"东死鼠,西死鼠,人见死鼠如见虎,鼠死不几日,人死如圻堵,昼死人莫问数,日色惨淡愁云护,三人行未十步多,忽死两人横截路……"生动地描述了当时鼠疫猖獗流行的可怕凄惨景况,同时也正确地指出了鼠疫的流行环节。

在预防医学方面,我国自古以来就有将水煮沸后饮用的习惯。明李时珍《本草纲目》中指出,将病人的衣服蒸过再穿就不会感染到疾病,表明已有消毒的记载。

古代人早已认识到天花是一种烈性传染病,一旦与患者接触,几乎都将受染,且死亡率极高,但已康复者去护理天花病人,则不会再得天花。这种免得瘟疫的现象,是"免疫"一词的最早概念。我国祖先在这个现象的启发下,开创了预防天花的人痘接种法。大量古书表明,我国在明隆庆年间(1567—1572),人痘已经广泛使用,并先后传至俄国、朝鲜、日本、土耳其、英国等国家。人痘接种预防天花是我国预防医学上的一大贡献。

1676年荷兰人吕文虎克(Antony van Leeuwenhoek,1632—1723)首先制造出能放大40~270倍的原始显微镜,并用其第一次从污水、牙垢中观察到许多肉眼看不见的微小生物,并正确地描述了微生物的形态有球形、杆状和螺旋样等,为微生物的存在提供了科学依据。但微生物与疾病的关系却长期没有得到认识,微生物研究停滞在形态描述上。

直到19世纪60年代,法国科学家巴斯德(Louis Pasteur,1822—1895)首先实验证明有机物质发酵和腐败是由微生物引起,而酒类变质是因污染了杂菌所致,从而推翻了当时盛行的"自然发生说",开创了细菌生理学时代,微生物学开始成为一门独立的科学。人们认识到微生物间不仅有形态上差异,而且在生理特性上也有所不同。巴斯德为了防止酒类变质,还创造了加温(61.2℃,30分钟)处理法,即现仍沿用的巴氏消毒法。此外,巴斯德还首次研制出了炭疽菌苗、狂犬病疫苗,成功地预防了炭疽病和狂犬病,创建了现今所用疫苗的原理。英国外科医生李斯特(Joseph Lister,1827—1912)创造性地采用苯酚喷洒手术室和煮沸手术用具,以防止术后感染,为防腐、消毒以及无菌操作奠定基础。

在创立微生物学过程中,另一位有突出贡献的科学家是德国医生郭霍(Robert Koch,1843—1910)。他创立了细菌染色方法、固体培养基及实验动物感染等实验方法,为发现、鉴定传染病病原体做了大量研究并提供了技术。在19世纪的最后20年中，许多传染病的病原菌如炭疽芽胞杆菌、伤寒沙门菌、结核分枝杆菌、霍乱弧菌、白喉棒状杆菌、葡萄球菌、破伤风梭菌、脑膜炎奈瑟菌菌、鼠疫耶氏菌、肉毒梭菌、痢疾志贺菌等相继发现并分离培养成功。

此外，郭霍根据对炭疽芽胞杆菌的研究还提出确定某种细菌引起特定传染性疾病的验证标准，即郭霍法则（Koch's postulates，1884）：①特殊的病原菌应在同一种疾病中查见，在健康人中不存在；②该特殊病原菌能被分离培养得到纯种；③该纯培养物接种至易感动物，能产生同样病症；④自人工感染的实验动物体内能重新分离得到该病原菌纯培养。郭霍法则在鉴定一种新病原体时确有重要的指导意义，另一方面，随着科学技术的不断发展，新病原体的确定尚可通过免疫学方法检测患者血清中的特异性抗体，以及分子生物学技术鉴定靶组织中的特异基因等。

1892年俄国伊凡诺夫斯基（Dmitri Ivanowski，1864—1931）发现了第一个病毒即烟草花叶病病毒。1897年Loeffler和Frosch发现动物口蹄疫病毒。对人致病的病毒首先被证实的是黄热病病毒。细菌病毒（噬菌体）则分别由Twort（1915）和d'Herelle（1917）发现，随后相继分离出许多人类和动物、植物致病性病毒。20世纪50年代后，病毒学研究有了飞跃发展，成为一门独立学科。

随着病原微生物学的发展，人们不断探索防治传染病的方法。18世纪末，英国医生琴纳（Edward Jenner，1749—1823）用牛痘苗预防天花，是人类运用人工接种免疫法预防传染病的开端，为预防医学开辟了广阔途径。随后，巴斯德研制鸡霍乱、炭疽和狂犬病疫苗成功。德国学者贝林格（Emil von Behring，1845—1917）用含白喉抗毒素的动物免疫血清成功地治愈一名白喉女孩，此为第一个被动免疫治疗的病例。自此引起科学家们从血清中寻找杀菌、抗毒物质，导致血清学的发展。为此，1901年贝林格获得了诺贝尔奖。

1929年英国细菌学家弗莱明（Alexander Fleming，1881—1955）首先发现污染的青霉菌能抑制固体培养基上金黄色葡萄球菌的生长。1940年Howard Florey和Ernst Chain将青霉菌的培养液予以提纯，首次获得青霉素G注射液并用于临床。青霉素的发现不仅是人们对细菌等微生物本身生理代谢的新发现，也是人类突破当时应用化学药物治疗传染病的新途径。为此Fleming、Chain和Florey于1945年因发现和改进青霉素而获诺贝尔医学和生理学奖。青霉素的发现，鼓舞了微生物学家们寻找、发掘抗生素的热潮，许多种抗生素相继被发现和生产，如链霉素（1944）、氯霉素（1947）、四环素（1948）、头孢霉素（1948）、红霉素（1952）、庆大霉素（1963）等。使许多由细菌引起的感染和传染病得到控制和治愈，为人类健康作出了巨大贡献。

20世纪中期以来，随着化学、物理学、生物化学、遗传学、细胞生物学、免疫学和分子生物学等学科的进展，电子显微镜技术、细胞培养、组织化学、标记技术、核酸杂交、色谱技术和电子计算机等新技术的建立和改进，微生物学有了飞跃发展而进入了现代微生物学时期。1932年电子显微镜被发明，扫描电镜、免疫电镜、超薄切片技术相继出现，使直观地认识细菌、病毒等微生物的超微结构、感染过程和致病机制成为可能。同时，微生物学的发展又推动了整个生命科学的研究。对基因编码和调控的认识主要来源于微生物学研究。细菌和病毒作为最简单的生命形式，成了生命科学研究最便利的载体工具。基因克隆、核酸杂交以及聚合酶链反应（polymerase chain reaction，PCR）等新技术大多奠基于微生物学研究，这些方法又加速了对传染病病原学诊断和对病原微生物的认识，特别是通过基因克隆、测序等分子生物学手段搞清楚了许多病毒的基因序列和功能。随着人类基因组计划的实施，1994年美国发起了微生物基因组研究计划（Microorganism Genome Project，MGP），通过研究完整的基因组信息，获得了大量微生物基因和功能信息。自1995年流感嗜血杆菌基因组首先被测序后，结核分枝杆菌、幽门螺杆菌、脑膜炎奈瑟菌等致病菌基因图谱相继被提出，我国也完成了

4

福氏志贺菌、钩端螺旋体等 6 种病原菌的测序工作。在此基础上,对于微生物的致病机制从分子水平上如毒力基因、耐药基因及调控基因得到深入研究,不仅使传染病的诊断、防治研究获得飞速发展,促进人类控制和消灭这些传染病,而且还使人们不断发现和认识了许多新的病原体。自 1973 年以来,新发现的致病性细菌很多,例如 1976 年嗜肺军团菌(*L. neumophila*)被发现;1982 年莱姆病病原体伯氏疏螺旋体的确定;1982 年幽门螺杆菌的分离培养成功;1992 年霍乱弧菌 O139 血清群以及 1996 年肠出血性大肠埃希菌 O157 的发现等。现代研究手段使我们很快认识了这些病原体的生物学性状、致病性及其流行对人类造成的危害。

1967—1971 年间,美国植物学家 Diener 等从马铃薯纺锤形块茎病中发现一种不具有蛋白质组分的 RNA 致病因子,称为类病毒(viroid)。后来在研究类病毒时发现另一种引起苜蓿等植物病害的拟病毒(virusoid)。1983 年有关国际会议将这些微生物统称为亚病毒(subvirus)。1982 年,美国科学家 Prusiner 从感染羊瘙痒病(scrapie)的鼠脑分离出一种称为朊粒(prion)的传染性蛋白因子,该因子只含蛋白质,无核酸组分,引起的海绵状脑病,是一种慢性进行性致死性中枢神经系统疾病。朊粒所致疾病,动物中除羊瘙痒病外,还有牛海绵状脑病(俗称疯牛病)、貂传染性脑炎等;人类中有库鲁(kuru)病、克雅病(Creutzfeldt-Jakob disease,CJD)、格斯特曼综合征(Gerstmann syndrome,GSS)、致死性家族性失眠症(fatal familial insomnia,FFI)等。

法国巴斯德研究所 Luc Montagnier 等人于 1983 年 5 月从一淋巴腺综合征患者淋巴结中分离到一株新的逆转录病毒,当时被命名为淋巴腺病相关病毒(lymphopathy-associated virus,LAV),后被证实 LAV 就是艾滋病病原体。1986 年国际病毒分类委员会命名其为人类免疫缺陷病毒(human immunodeficiency virus,HIV)。随着艾滋病在全球蔓延而引起各国政府和科学家的重视,自病毒体被分离后的短短 20 年内,对 HIV 的生物学性状、基因结构组成和编码蛋白及功能,以及侵袭 $CD4^+$ T 细胞等宿主细胞所造成免疫功能低下的机制和该病流行病学、传播途径、致病性等研究都有了深入发展。尽管如此,人们并没有完全征服它,艾滋病依然在蔓延,死亡依然威胁着成千上万 HIV 感染者。目前有些国家正面临感染率快速增长期,提示中国和世界各国还需尽快寻求特效预防和治疗措施。

近年来,分子生物学技术的应用,对病原微生物致病机制的认识可深入到分子水平和基因水平。迄今人们对于一些主要病原菌的外毒素、内毒素、侵袭性蛋白、黏附素等,病毒的结构蛋白和非结构蛋白等组成和功能,以及相应的编码基因和调控基因均有所了解,对于它们与宿主间的相互关系亦有进一步的明确。这些都有助于为诊断和防治微生物感染性疾病设计更有效措施提供新的科学依据。

细菌的鉴定和分类,过去以表型方法为主,现在则侧重于基因型方法来分析待检菌的遗传学特征,包括 DNA 的 (G + C) mol% 测定、DNA-DNA 杂交、DNA-rRNA 杂交、16S rRNA 寡核苷酸序列分析、氨基酸序列分析、质粒分析、基因转移和重组、基因探针、聚合酶链式反应(PCR)、限制性片段长度多态性(RFLP)分析等。这些分子生物学技术在分类、新种鉴定和流行病学中尤为重要。

临床微生物学检验中,快速诊断方法发展较快。免疫荧光、放射核素和酶联(ELISA)三大标记技术中,以 ELISA 快速测定微生物抗原技术较为普遍。放射核素标记因有辐射危害,已逐渐为地高辛、光敏生物素等非放射性物质标记所替代。细菌检验中的微量化和自动化,也是微生物学诊断中的发展方向。经过多年的研究和不断改进,常规的临床细菌学诊断已可由系列的试剂盒商品成套供应,来替代各检验部门自行配制试剂、手工操作等缓慢和繁琐的状态。

多种抗生素的发现对细菌性感染的防治起着极大作用,抗感染药物主要包括化学治疗药物和抗生素。虽然抗生素对细菌感染有效，但细菌不断出现耐药菌也是在抗感染中需要解决的难题。尚需从分子水平研究其耐药机制，研制出对耐药菌株有特异作用点的药物。抗病毒药物的缺乏更是当今治疗病毒性感染急需解决的问题。除核苷类、非核苷类和蛋白酶抑制剂外，从基因水平入手研制抑制病毒基因复制与表达的药物是当前研究的重点方向。近年来，应用生物工程产生大批量干扰素、白介素 2 等细胞因子，在治疗某些病毒性疾病中取得一定效果。

　　现代微生物学研究时期，另一突出的进展就是在传染病的预防上。1980 年 5 月世界卫生组织（World Health Organization，WHO）宣告天花已在全球彻底被消灭就是人们长期应用疫苗预防传染病的成就之一。针对灭活全菌体疫苗接种后普遍有一定的不良反应和减毒活疫苗株不易获得，可以通过分子生物学技术分离或克隆入无害载体生产新型疫苗。至今新型疫苗不断研制成功，除了灭活疫苗、减毒活疫苗外，尚有亚单位疫苗、基因工程疫苗及核酸疫苗、联合疫苗、多价疫苗等类型疫苗出现。这些疫苗为更有效、更安全地预防各种传染病提供了新的途径，如现在国内外普遍使用的乙型肝炎疫苗就是利用基因工程手段获得的有效疫苗。随着计划免疫的实施和有效疫苗的应用，相信许多严重危害人类健康的传染病将会被控制和消灭。

（刘运德）

第一章
细菌的形态与结构

细菌(bacterium)是一类个体微小、结构简单的原核细胞型微生物。其与真核细胞主要区别在于细菌只含有原始核质,无典型的细胞核,也无核仁、核膜,除核糖体外无其他细胞器。

在适宜的环境条件下,细菌具有相对稳定的形态和结构,因此了解细菌的形态和结构,对于鉴别细菌、诊断和防治细菌性感染以及在研究细菌的生理功能、致病机制和免疫机制等方面具有重要意义。

第一节　细菌的大小与形态

一、细菌的大小

细菌大小通常以微米(μm)作为测量单位。须借助光学显微镜放大几百甚至几千倍才能看到。大多数球菌的直径 1.0μm 左右,杆菌的直径约为 0.3 ~ 0.5μm,长 2.0 ~ 3.0μm。不同细菌由于生态和遗传上的差异大小不一,同一种细菌随菌龄和环境变化大小也有所不同。

二、细菌的形态

细菌有球状、杆状和螺旋状三种基本形态,根据其外形可分为球菌、杆菌、螺形菌(图1-1)。

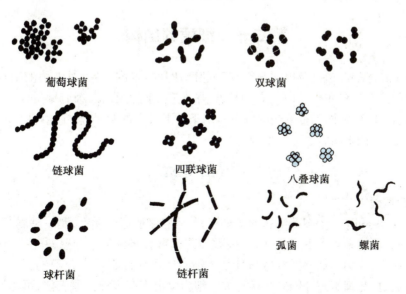

葡萄球菌　　　　　双球菌

链球菌　　　四联球菌　　　八叠球菌

球杆菌　　　链杆菌　　　弧菌　　螺菌

图1-1　细菌的基本形态

（一）球菌（coccus）

菌体呈圆球形、近圆球形。根据细菌繁殖时细胞分裂的方向和分裂后菌体的排列方式可分为双球菌、链球菌、四联球菌、八叠球菌和葡萄球菌等，无论何种球菌，均可见到单个菌体存在。

1. 双球菌（diplococcus）　细菌沿着一个平面分裂后，两个菌体成对排列，如淋病奈瑟菌、肺炎链球菌。

2. 链球菌（streptococcus）　细菌沿着一个平面分裂后，多个菌体粘连在一起形成链状，如乙型溶血性链球菌。

3. 四联球菌（tetrads）　细菌沿着两个垂直平面分裂后，四个菌体粘连成正方形，如四联加夫基菌。

4. 八叠球菌（sarcina）　细菌沿着三个垂直平面分裂后，八个菌体叠在一起，如藤黄微球菌。

5. 葡萄球菌（staphylococcus）　细菌沿着多个不规则的平面分裂后，菌体成葡萄串状排列，如金黄色葡萄球菌。

（二）杆菌（bacillus）

菌体呈杆状，长短粗细差异较大。大杆菌如炭疽芽胞杆菌长约 $3.0 \sim 10.0 \mu m$，小杆菌如流感嗜血杆菌长仅 $0.3 \sim 1.4 \mu m$，而同一种细菌的粗细相对比较稳定。杆菌菌体大多两端钝圆，少数两端平齐或尖细，有些杆菌一端膨大呈棒状，也有些杆菌短小，近似椭圆形，称为球杆菌。大多杆菌分裂后分散排列，少数呈链状、栅栏状或分枝状排列，故可根据杆菌形态和排列分为棒状杆菌、分枝杆菌、链杆菌、球杆菌等。

（三）螺形菌（spiral bacterium）

菌体弯曲或扭转，根据弯曲数量可分为弧菌、螺菌、螺杆菌等。

1. 弧菌（vibrio）　菌体长约 $2 \sim 3 \mu m$，只有一个弯曲，呈逗点状或弧形，如霍乱弧菌。

2. 螺形菌（spirillum）　菌体长约 $3 \sim 6 \mu m$，有数个弯曲，呈螺旋状，如鼠咬热螺菌。菌体细长，弯曲呈螺旋状，如幽门螺杆菌。

一般细菌在适宜的条件下生长繁殖 8 ~ 18 小时（对数生长期）后，可表现出上述的典型形态特征；当条件不适宜或者菌龄老化时则表现出形态的多形性（polymorphism）或称衰退型（involution form）。因此应在生长对数期观察细菌的形态大小。

第二节　细菌的结构

细菌染色技术的改进以及电子显微镜和超薄切片技术的应用，对细菌的结构和功能有了比较清楚的了解。各种细菌所共有的核质、细胞质、细胞膜以及细胞壁等结构，称为细菌的基本结构（图 1-2）。而仅有某些细菌在一定条件下具有的荚膜、鞭毛、菌毛、芽胞等，称为细菌的特殊结构（图 1-2）。

一、细菌的基本结构

（一）细胞壁

细胞壁（cell wall）位于细菌细胞的最外层，包围在细胞膜的周围，是一种膜状结构，组成较为复杂，除支原体和一些古细菌外，大多数细菌都具有坚韧的细胞壁，其主要功能是维持菌体固有的形态，并保护细菌抵抗低渗环境。细胞壁可允许水及小分子（直径 <1nm）可溶性物质自由通过，与细胞内外物质交换有关。细胞壁上带有多种抗原表位，可诱发机体的免疫反应。

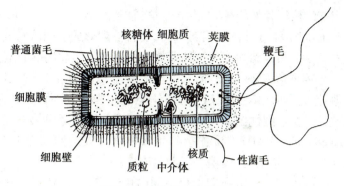

图 1-2　细菌的结构模式图

用革兰染色法可将细菌分成两类,即革兰阳性菌和革兰阴性菌。肽聚糖为两类细菌细胞壁所共有,各自又有其特殊组成。

1. 肽聚糖(peptidoglycan)　又称为胞壁质(murein),为原核细胞所特有,是细菌细胞壁的主要成分。革兰阳性菌的肽聚糖由聚糖骨架、四肽侧链和五肽交联桥三部分组成(图 1-3),而革兰阴性菌的肽聚糖仅包括聚糖骨架和四肽侧链(图 1-4)。

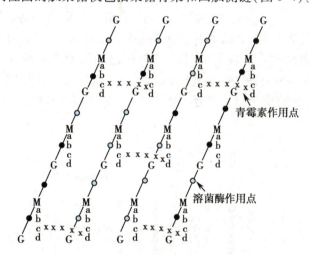

图 1-3　革兰阳性菌(金黄色葡萄球菌)细胞壁肽聚糖结构

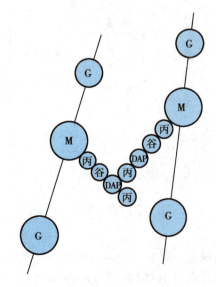

图 1-4　革兰阴性菌(大肠埃希菌)细胞壁肽聚糖结构

笔记

各种细菌细胞壁的聚糖骨架均相同,由 *N*- 乙酰葡糖胺(N-acetyl glucosamine)和 *N*- 乙酰胞壁酸(N-acetyl muramic)经 β-1,4 糖苷键连接,交替排列形成。四肽侧链的组成和连接方式随菌种不同各异。革兰阳性菌如金黄色葡萄球菌细胞壁的四肽侧链的氨基酸依次为 *L*- 丙氨酸、*D*- 谷氨酸、*L*- 赖氨酸以及 *D*- 丙氨酸,第三位的 *L*- 赖氨酸通过由 5 个甘氨酸组成的五肽交联桥与相邻聚糖骨架上四肽侧链的第四位 *D*- 丙氨酸相联结,从而构成了机械强度十分坚韧的三维立体结构。而革兰阴性菌如大肠埃希菌的四肽侧链则是由第三位氨基酸即二氨基庚二酸(diaminopimelic acid,DAP)直接连接到相邻聚糖骨架的四肽侧链末端的 *D*- 丙氨酸上,形成单层平面网络的二维结构,较革兰阳性菌疏松。

肽聚糖是保证细菌细胞壁机械强度十分坚韧的化学成分,凡破坏肽聚糖结构或抑制其合成的物质均能损害细胞壁,而对人和哺乳动物无毒性作用,例如青霉素能干扰甘氨酸交联桥与四肽侧链上的 *D*- 丙氨酸之间的链接,使细菌无法合成细胞壁。

2. 革兰阳性菌的细胞壁成分　革兰阳性菌的细胞壁较厚(20 ~ 80nm),除 5 ~ 15 层肽聚糖外,尚含有大量的磷壁酸(teichoic acid),约占细胞壁干重的 50%(图 1-5)。磷壁酸是甘油残基或核糖醇经磷酸二酯键相互连接形成的聚合物,多个磷壁酸分子组成的长链穿插在肽聚糖层中。按其结合部位可分为两种:壁磷壁酸(wall teichoic acid)和膜磷壁酸(membrane teichoic acid)。前者一端经磷脂与肽聚糖上的胞壁酸共价结合,另一端伸出肽聚糖层游离在外;后者其长链末端糖脂与细胞膜外层的糖脂共价结合,另一端穿过肽聚糖层呈游离状态。磷壁酸是革兰阳性菌的重要表面抗原,与血清学分型有关。某些细菌(如 A 群链球菌)的磷壁酸能黏附宿主细胞表面,与细菌的致病性有关。此外,有些革兰阳性菌的细胞壁表面还有特殊蛋白质,如 A 群链球菌的 M 蛋白,金黄色葡萄球菌的 A 蛋白等。

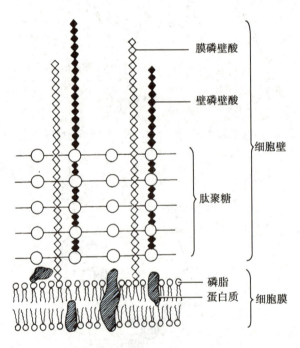

图 1-5　革兰阳性菌细胞壁结构模式图

3. 革兰阴性菌的细胞壁成分　革兰阴性菌的细胞壁较薄(10 ~ 15nm),由 1 ~ 2 层的肽聚糖构成。肽聚糖外尚有阴性菌特有结构外膜(outer membrane)(图 1-6),较革兰阳性菌复杂。

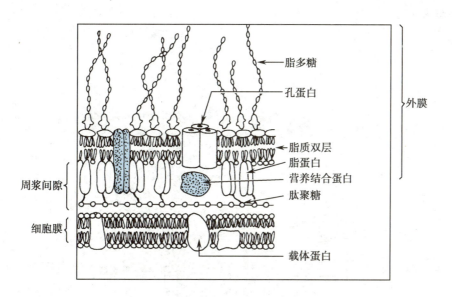

图1-6 革兰阴性菌细胞壁结构模式图

外膜由脂蛋白、脂质双层和脂多糖三部分组成。脂蛋白位于肽聚糖层和脂质双层之间,由脂质和蛋白质构成,脂质成分与脂质双层非共价结合,而蛋白质成分与肽聚糖侧链相连,使外膜和肽聚糖构成一个整体。脂质双层是革兰阴性菌的主要成分,占细胞壁干重的80%,其结构类似细胞膜,脂质双层内镶嵌有多种外膜蛋白(outer membrane protein),譬如孔蛋白(porin)可形成窄的通道,允许小分子(≤600kDa)通过,进行细胞内外的物质交换。由脂质双层向外伸出的是脂多糖(lipopolysaccharide,LPS),即革兰阴性菌的内毒素(endotoxin),借助疏水键与外膜连接。脂多糖包括脂质A、核心多糖和特异多糖三部分(图1-7)。

(1)脂质A(lipid A):是一种糖磷脂,各种细菌的脂质A的化学结构极其相似,无种属特异性,其主要差别是脂肪酸的种类和磷酸基团的取代不尽相同。脂质A是内毒素生物学活性的主要组分。

(2)核心多糖(core polysaccharide):位于脂质A的外层,由带电荷的糖类和磷酸组成。核心多糖有属特异性,同一属细菌的核心多糖相同。

(3)特异多糖(specific polysaccharide):即革兰阴性菌的菌体抗原(O抗原),位于脂多糖的最外层,由几个或几十个寡聚糖构成的多糖链。特异多糖具有种特异性,缺失可使细菌由光滑型(smooth,S)变为粗糙型(rough,R)。

在革兰阴性菌的细胞膜和外膜的脂质双层有一个空隙,约占细胞体积的20%~40%,称为周浆间隙,内有多种水解酶(蛋白酶、核酸酶、碳水化合物降解酶),及作为毒力因子的胶原酶、透明质酸酶等,在细菌获得营养、解除有害物质毒性等方面有重要作用。

革兰阳性菌与革兰阴性菌的细胞壁结构显著不同(表1-1),导致这两类细菌在致病性、抗原性等方面差异较大。

4. 细菌细胞壁缺陷型(细菌L型) 细菌的肽聚糖受到直接或间接的理化或生物因素的破坏或合成受抑制进而形成一种细胞壁缺失或缺陷型细菌称为细菌L型(bacterial L form)。几乎所有的细菌皆有可能变为L型。这种细菌在普通环境下不耐受菌体内的高渗透压而胀裂死亡,而在高渗环境下仍可存活。革兰阳性菌细胞壁缺失后,仅有细胞膜包裹原生质,故称为原生质体(protoplast);而革兰阴性菌细胞壁受损后,尚有外膜保护,称为原生质

笔记

球(spheroplast)。

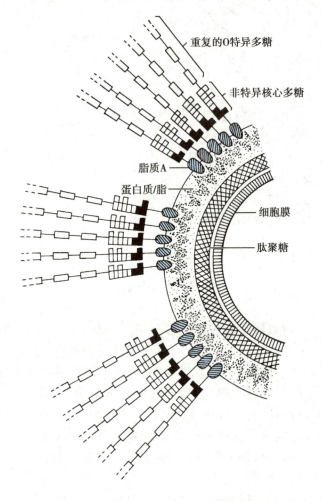

图1-7　细胞壁脂多糖(内毒素)的结构

表1-1　革兰阴性菌与革兰阳性菌细胞壁比较

特性	革兰阳性菌	革兰阴性菌
强度	较坚韧	较疏松
厚度	厚(20~80nm)	薄(10~15nm)
肽聚糖层数	可达50多层	1~2层
肽聚糖含量	多,占细胞壁干重50%~80%	少,占细胞壁干重5%~20%
外膜	无	有
周浆间隙	窄	宽
孔蛋白	无	有
分子渗透性	易渗透	不易渗透

　　细菌L型的形态因细胞壁缺失而呈高度的多形性,有球状、杆状和丝状等(图1-8),大小不一,着色不均,不论革兰阳性菌或阴性菌,形成L型后,细菌多染成革兰阴性。

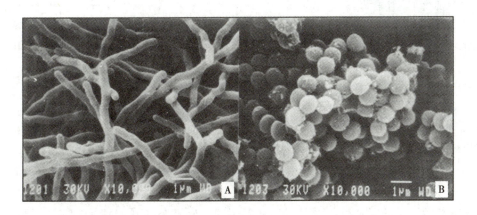

图1-8 葡萄球菌L型

细菌L型培养困难,营养要求基本与原菌相似,但需加入3%~5% NaCl、10%~20%蔗糖或者7%聚乙烯吡咯烷酮(PVP)等稳定剂,提高培养基的渗透压。同时,还需加入10%~20%的灭活马血浆或人血清。制备固体培养基时,再加入0.8%~1%的琼脂。细菌L型在上述培养基中生长缓慢,一般培养2~7天形成嵌入培养基的细小菌落,在低倍镜下观察呈"油煎蛋"样、颗粒状或丝状。去除诱发因素后,有些L型仍可回复为原菌,根据细菌L型是否容易回复可分为稳定型与不稳定型。

有些细菌L型仍具有一定的致病性,常引起泌尿道感染、骨髓炎、心内膜炎等慢性感染性疾病,并常在使用作用于细胞壁的抗菌药物(β-内酰胺类抗生素)等治疗过程中发生,但常规细菌学检查结果呈阴性。因此,临床上遇有症状明显而标本常规细菌培养阴性者,应考虑到细菌L型感染的可能性,宜做细菌L型的专门分离培养。

（二）细胞膜

细胞膜(cell membrane)又称质膜(cytoplasmic membrane),位于细胞壁内侧,紧密包绕着细胞质的一层具有弹性的半渗透性脂质双层细胞膜,厚约7.5nm,约占细胞干重的10%~30%。主要由磷脂及蛋白质构成,不含胆固醇。细胞膜是细菌赖以生存的重要结构之一,与细胞壁共同完成菌体内外的物质交换。膜上存在多种酶类,可合成肽聚糖、磷壁酸、脂多糖等。细胞膜还参与细菌的呼吸过程,与能量的产生、储存和利用有关。细胞膜内陷、折叠成囊状物结构,称为中介体,多见于革兰阳性细菌。一个菌细胞内可有一个或多个中介体,常位于菌体侧面(侧中介体)或靠近中央横隔部(横隔中介体)。当细菌分裂时中介体也一分为二,各带一套核质进入子代细胞。中介体有效地扩大了细胞膜的表面积,相应地增加呼吸酶的含量以及能量的产生,有拟线粒体之称。

（三）细胞质

细胞质(cytoplasm)又称原生质(protoplasm),是细胞膜内侧无色透明的胶状物,由水、蛋白质、脂类、核酸及少量无机盐等基本成分组成。细胞质是细菌新陈代谢的主要场所,不仅将吸收的营养物质合成复杂的菌体成分,而且可分解菌体物质,提供细菌所需的物质和能量。此外,细胞质尚含有许多重要结构:

1. 核糖体(ribosome) 是细菌合成蛋白质的场所,游离存在于细胞质中,在胞质中数目可达数万,主要由核糖核酸和蛋白质组成。核糖体沉降系数为70S,分别由50S和30S两个亚基组成,与正在转录的mRNA相连成多聚核糖体(polyribosome)后,即成为蛋白质合成的场所。因此干扰细菌蛋白质合成的链霉素(与30S小亚基结合)、红霉素(与50S大亚基结合)可以导致细菌死亡,但不影响人类的细胞核糖体。

2. 胞质颗粒 胞质颗粒(cytoplasmic granules or inclusions)大多为储藏的营养物质,包

括多糖、脂类和磷酸盐等。胞质颗粒又称内含体,不是细菌的恒定成分,与细菌菌种、生长期、养料及能量状况有关。有些主要成分为 RNA 和多偏磷酸盐的胞质颗粒可用亚甲蓝染成深紫色,与菌体其他部位着色不同,显示异染效应,称为异染颗粒(metachromatic granules),如白喉棒状杆菌的异染颗粒,可作为细菌鉴别的依据。

3. 核质和质粒　细菌的核质(nuclear material),习惯上称为细菌的染色体(chromosomes),是由单一密闭环状 DNA 分子反复旋曲盘绕而成,又称拟核(nucleoid)。它集中于胞质的某一区域,多见于菌体中部,是细菌遗传物质,决定细菌的遗传性状。拟核四周无核膜,无组蛋白包绕,不成形,当用特殊染色或电镜下观察呈现颗粒状或丝状结构,如果细菌核质DNA 发生突变、缺失,细菌就会发生变异甚至死亡。

细菌质粒(plasmids)是染色体外的遗传物质,为闭合环状双股 DNA,分子量较染色体小,能独立自我复制、传给子代,又可以自然丢失或通过接合、转导等方式转移。可携带细菌的某些遗传信息如耐药因子、细菌素、性菌毛、毒素等。它是基因工程技术的重要工具。

二、细菌的特殊结构

(一)荚膜

荚膜(capsule)是某些细菌在生长繁殖过程中分泌的一层黏液性物质,包绕整个菌体,通常厚度大于 $0.2\mu m$,成分是多糖或多肽。只有在营养丰富时或在动物体内,细菌才产生这种半抗原性质的荚膜。它保护菌体免受巨噬细胞等的吞噬,因而具有抗吞噬、抗消化、侵袭力强及与致病性关系密切等特点。像肺炎链球菌、炭疽芽胞杆菌等都有这类荚膜。用一般染色法荚膜不易着色,在光学显微镜下成透明圈;用墨汁染色法或特殊染色法观察更清晰。有些细菌的荚膜层较薄小于 $0.2\mu m$,称为微荚膜(microcapsule),像链球菌的 M 蛋白、伤寒沙门菌的 Vi 抗原、大肠埃希菌的 K 抗原等都属于这类微荚膜,在光学显微镜下看不见,可借助血清学方法证明。没有明显边缘且易被洗脱者称为黏液层(slime layer)。荚膜、微荚膜、黏液层统称为糖被(glycocalyx)。

(二)鞭毛

鞭毛(flagellum)是伸向于细菌细胞壁外的细长弯曲呈波浪状的丝状物,比菌体长很多倍。成分是蛋白质,具有抗原性,可用于细菌的鉴别与分型。根据鞭毛在菌体上的位置和数目,将带鞭毛的细菌分为 4 类。

1. 单毛菌(monotrichate)　菌体只有一根鞭毛,位于一端,如霍乱弧菌。

2. 双毛菌(amphitrichate)　菌体两端各有一根鞭毛,如空肠弯曲菌。

3. 丛毛菌(lophotrichate)　菌体一端或两端有一束鞭毛,如铜绿假单胞菌。

4. 周毛菌(peritrichate)　菌体周围有许多鞭毛,如伤寒沙门菌(图 1-9)。

鞭毛是细菌的运动器官。有鞭毛的细菌能运动,其运动具有化学趋向性,常向营养物质处前进;无鞭毛的细菌不能运动。有些细菌的鞭毛与致病性关系密切,如霍乱弧菌等通过鞭毛运动帮助细菌黏附在肠黏膜上而导致病变。

(三)菌毛

菌毛(pilus)是大多数革兰阴性菌和少数革兰阳性菌菌体表面上短而直的丝状物,成分是蛋白质,有抗原性,与运动无关。在普通光学显微镜下观察不到,需借助电子显微镜(图 1-10)。菌毛共分两类,一类是普通菌毛,数目多,遍布于菌体表面,短粗,是细菌的黏附结构,与细菌的致病性有关。细菌可借助菌毛与宿主呼吸道、消化道黏膜细胞表面受体特异性结合,进而侵入宿主细胞,引起细菌感染;另一类是性菌毛,通常有 1~4 根,稍长,为中空管状。带有性菌毛的细菌是雄性菌,无性菌毛的细菌称为雌性菌。在细菌接合时,雄性菌通

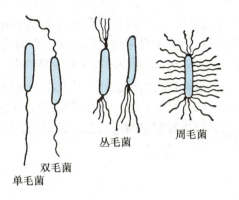

图 1-9 细菌的鞭毛

过性菌毛可以把质粒或染色体 DNA 传给雌性菌,使受体菌获得相应的遗传性状。此外性菌毛也是某些噬菌体吸附细菌细胞的受体。

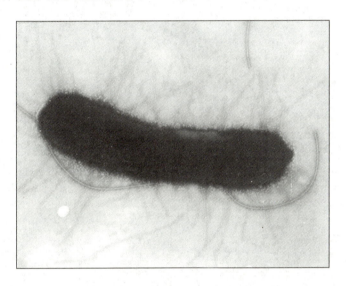

图 1-10 细菌菌毛

(四)芽胞

芽胞(spore)是某些细菌在一定条件下,如缺乏营养物质或有害代谢物质堆积等,细菌胞浆脱水浓缩,在菌体内形成的一个圆形或椭圆形的折光性强的多层膜结构。通常一个菌细胞只能形成一个芽胞。芽胞的位置对鉴定细菌有重要参考价值(图 1-11)。例如,炭疽芽胞杆菌的芽胞在菌体中央,破伤风梭菌的芽胞在菌体末端,肉毒杆菌的芽胞位于菌体次极端。

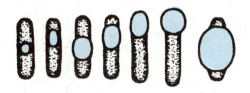

图 1-11 细菌芽胞的形态和位置

笔记

芽胞形成后,细菌即失去繁殖能力,一般认为芽胞是细菌的休眠状态。芽胞带有完整的核质、酶系统和合成菌体成分的结构,能保存细菌的全部生命物质,当遇到适宜环境后,一个芽胞又发育成一个细菌,因而芽胞是细菌适应环境变化的特殊存在形式。

芽胞对热、干燥以及消毒剂的抵抗力很强,可在自然界中存活几年甚至几十年,它是某些疾病的重要传染源,如破伤风、炭疽等。一旦手术器械、敷料等被芽胞污染,用一般物理或化学方法不易将其杀死。因此杀灭芽胞是判断灭菌是否彻底的指标之一。

（申艳娜 罗 红）

第二章
细菌的生理

细菌的生理活动包括细菌摄取营养,进行新陈代谢及生长繁殖,生理活动的中心是新陈代谢。细菌与其他生物细胞一样,不断从外界环境中摄取营养物质,合成自身成分的原料并获得能量,同时不断排出各种代谢产物,细菌得以生长繁殖。掌握细菌新陈代谢及生长繁殖的规律,有助于对其进行培养、鉴定以及了解病原菌的致病性,对感染性疾病的诊断、治疗及预防也有重要意义。

第一节　细菌的化学组成和物理性状

一、细菌的化学组成

细菌和其他生物细胞的化学元素组成相似,包括水、无机物及有机物(如蛋白质、糖类、脂质和核酸等)。水分是细菌细胞重要的组成部分,占细胞总重量的75% ~90%。菌细胞去除水分后,主要为有机物,包括碳、氢、氮、氧、磷和硫等,还有少数无机离子,如钾、镁、钙、钠、铁、铜、锌、氯等,构成菌细胞的各种成分及维持酶的活性和菌体渗透压。

蛋白质占细菌固体成分的50% ~80%,以核蛋白、糖蛋白、脂蛋白形式存在。糖类占细菌固体成分的10% ~30%,主要以多糖形式存在,或与蛋白质结合形成糖蛋白,与脂质结合形成脂多糖。脂类占细菌固体成分的1% ~7%,主要以脂肪酸、类脂、蜡质形式存在。细菌含有核糖核酸(RNA)和脱氧核糖核酸(DNA)两种核酸。RNA 主要存在于胞质中,占细菌干重的10%;DNA 则存在于染色体和质粒中,占细菌干重的3% 左右。DNA 作为细菌的遗传物质是细菌新陈代谢、生长繁殖和遗传变异的物质基础。每种细菌 DNA 中的 G + C 含量摩尔百分比(mol%)均有一定范围,变化不大,也不受菌龄和外界环境因素的影响,故可作为细菌分类的一个重要依据。细菌尚含有原核细胞型微生物所特有的化学组分,如肽聚糖、胞壁酸、磷壁酸、D 型氨基酸、二氨基庚二酸、吡啶二羧酸等。

二、细菌的物理性状

(一)光学性质

细菌为半透明体,当光线照射至细菌悬液,部分被吸收,部分被折射,故细菌悬液呈混浊状态。菌数越多浊度越大,使用比浊法或分光光度计可以粗略地估计细菌的数量。由于细菌具有这种光学性质,不染色时,可用相差显微镜观察细菌的形态及某些内部结构。

(二)表面积

细菌体积微小,相对表面积大,有利于同外界进行物质交换。如葡萄球菌直径约 $1\mu m$,则 $1cm^3$ 体积葡萄球菌的表面积可达 $60\,000cm^2$。因此细菌的代谢旺盛,繁殖迅速。

(三)带电现象

细菌固体成分的50% ~80%是蛋白质,蛋白质由兼性离子氨基酸组成。革兰阳性菌等电点(pI)为2～3,革兰阴性菌pI为4～5。在近中性或弱碱性环境中,细菌均带负电荷,但由于革兰阳性菌与革兰阴性菌pI的差距,使革兰阳性菌所带电荷较革兰阴性菌更多。细菌的带电现象与细菌的染色反应、凝集反应、沉淀反应、抑菌和杀菌作用等都有密切关系。

(四)半透性

细菌的细胞壁和细胞膜皆具有半透性,允许水及部分小分子物质通过,有利于吸收营养和排出代谢产物。

(五)渗透压

细菌体内含有高浓度的营养物质和无机盐,一般革兰阳性菌的渗透压高达20～25个大气压,革兰阴性菌为5～6个大气压。细菌所处的环境一般为相对低渗环境,但由于有坚韧细胞壁的保护,菌体不致崩裂。若处于比菌内渗透压更高的环境中,则菌体内水分溢出,胞质浓缩,细菌即无法生长繁殖。

第二节　细菌的营养与生长繁殖

一、细菌的营养

(一)营养类型

各类细菌的酶系统不同,代谢活性各异,因而对营养物质的需求也不同。根据细菌所利用的能源和碳源的不同,将细菌分为自养菌和异养菌两大营养类型。

1. 自养菌(autotroph)　以简单的无机物为原料合成菌体成分,如利用CO_2、CO_3^{2-}作为碳源,利用N_2、NH_3、NO_2^-、NO_3^-等作为氮源。其中,所需能量来自无机物的氧化称为化能自养菌(chemoautotrophic bacteria);通过光合作用获得能量称为光能自养菌(photoautotrophic bacteria)。自养菌广泛分布于土壤及水环境中,参与地球物质循环,多为非病原菌。

2. 异养菌(heterotroph)　以多种有机物为原料合成菌体成分并获得能量,如蛋白质、糖类等。异养菌分为腐生菌(saprophyte)和寄生菌(parasite)。腐生菌以动植物尸体和腐败食物等作为营养物;寄生菌寄生于活体内,从宿主的有机物获得营养。所有的病原菌都是异养菌,大部分属于寄生菌。

(二)营养物质

细菌的营养物质一般包括水、碳源、氮源、无机盐和生长因子等。细菌所需的营养物质是由细菌的化学组成决定的,是构成菌体成分的原料,也是细菌生命活动所需能量的来源。

1. 水　水是细菌吸收营养、渗透、分泌、调节温度及一切代谢的媒介。细菌所需营养物质必须先溶于水,营养的吸收与代谢才能进行。

2. 碳源　各种碳的无机或有机物都能被细菌吸收和利用,合成菌体组分和作为获得能量的主要来源。病原菌主要从糖类获得碳源。

3. 氮源　氮源的主要功能是作为菌体成分的原料,细菌对氮源的需要量仅次于碳源。病原菌主要从氨基酸、蛋白胨等有机氮化物中获得氮。少数病原菌如克雷伯菌也可利用硝酸盐甚至氮气,但利用率较低。

4. 无机盐　细菌需要无机盐以提供其生长所需的各种元素,分为常用元素和微量元素。需要浓度在10^{-4}～10^{-3}mol/L的元素为常用元素,如磷、硫、钾、钠、镁、钙、铁等;需要浓度在10^{-8}～10^{-6}mol/L元素为微量元素,如钴、锌、锰、铜、钼等。某些微量元素并非所有细菌都需要,不同菌只需其中的一种或数种。无机盐的功能如下:①构成有机化合物,成为菌体的成分;②作为酶的组成部分,维持酶的活性;③参与能量的储存和转运;④调节菌体内外的渗透压;⑤某些元素与细菌的生长繁殖和致病作用密切相关。如白喉棒状杆菌在含铁

0.14mg/L 的培养基中毒素产量最高,铁的浓度达到 0.6mg/L 时则完全不产生毒素。在人体内,大部分铁均结合在铁蛋白、乳铁蛋白或转铁蛋白中,细菌须与人体细胞竞争得到铁才能生长繁殖。具有载铁体(siderophore)的细菌就有此竞争力,它可与铁螯合和溶解铁,并带入菌体内以供代谢所需。如结核分枝杆菌有毒株和无毒株的重要区别之一即前者具有一种称为分枝菌素(mycobactin)的载铁体,而后者则无。

5. 生长因子　许多细菌生长尚需一些自身不能合成的生长因子(growth factor),包括维生素、某些氨基酸、嘌呤、嘧啶等。少数细菌还需特殊的生长因子,如流感嗜血杆菌生长需要 X、V 两种因子。X 因子是高铁血红素,V 因子是辅酶 Ⅰ 或辅酶 Ⅱ,两者为细菌呼吸所必需。

二、细菌的能量来源

细菌能量代谢活动中主要涉及 ATP 形式的化学能,细菌合成细胞组分和获得能量的基质(生物氧化的底物)主要为糖类,通过糖的氧化或酵解释放能量,并以高能磷酸键的形式(ADP、ATP)储存能量。

细菌代谢所需能量主要是以生物氧化作用而获得的。物质在生物体内氧化分解,并释放能量的过程称为生物氧化,生物氧化方式包括加氧、脱氢和失电子反应。细菌能利用不同类型的供氢体和受氢体,其生物氧化方式主要是脱氢和失电子。脱氢反应是以某一基质(营养物)作为供氢体,经脱氢酶的作用使供氢体上的氢脱下,经许多中间递氢体(如辅酶Ⅰ、辅酶Ⅱ、黄素蛋白等)传递与转运,最后将脱下的氢送交给受氢体而完成。受氢体包括分子氧、无机物和有机物。

以有机物(如糖类)为受氢体的称为发酵;以无机物为受氢体的称为呼吸,其中以分子氧为受氢体的是需氧呼吸,以其他无机物(硝酸盐、硫酸盐等)为受氢体的是厌氧呼吸。需氧呼吸在有氧条件下进行,厌氧呼吸和发酵必须在无氧条件下进行。大多数病原菌只通过需氧呼吸和发酵获得能量,它们不能利用简单的无机物。

(一) 发酵

1. 糖酵解途径　又称 embden-meyerhof-parnas 途径(简称 EMP 途径),是大多数细菌共有的基本代谢途径。某些细菌的酶系不完善,不能将生物氧化过程进行到底,反应最终的受氢体为未彻底氧化的中间代谢产物,产生的能量远比需氧呼吸少。1 分子葡萄糖可生成 2 分子丙酮酸,产生 2 分子 ATP 和 2 分子 NADH + H$^+$。丙酮酸之后的代谢随细菌种类不同而异。

2. 磷酸戊糖途径　又称一磷酸己糖(hoxose monophosphate,HMP)途径,是 EMP 途径的分支,由己糖生成戊糖的循环途径。其主要功能是为生物合成提供前体和还原能,反应获得的 12 分子(NADPH + H$^+$)可供进一步利用,产能效果仅为 EMP 途径的一半,因此不是产生 ATP 的主要途径。

(二) 需氧呼吸

需氧菌和兼性厌氧菌进行需氧呼吸。需氧呼吸是以分子氧作为最终受氢体的生物氧化作用,1 分子葡萄糖经有氧呼吸后可产生 38 分子 ATP。葡萄糖先经糖酵解生成丙酮酸,后者脱羧后形成乙酰辅酶 A 进入三羧酸循环,脱出的氢和电子经电子传递链,最后使 O_2 还原为 H_2O,使 ADP 磷酸化产生 ATP。细菌的呼吸链位于细胞膜上,所需的酶系统各不相同,在需氧呼吸过程中同时伴有氧化磷酸化作用,可产生并贮存大量能量。

(三) 厌氧呼吸

专性厌氧菌和兼性厌氧菌进行需氧呼吸。专性厌氧菌没有需氧电子传递链和完整的三羧酸循环,1 分子葡萄糖经厌氧糖酵解只能产生 2 分子 ATP,最终以外源的无机氧化物(CO_2、SO_4^{2-}、NO_3^-)作为受氢体。厌氧呼吸是一类产能效率低的特殊呼吸。

三、细菌的生长繁殖

（一）细菌生长繁殖的条件

1. 充足的营养 必须有充足的营养物质才能为细菌的新陈代谢及生长繁殖提供必需的原料和足够的能量。

2. 适宜的温度 细胞生长的温度极限为 −7～90℃。各类细菌对温度的要求不同,可分为嗜冷菌,最适生长温度为 10～20℃;嗜温菌,最适生长温度为 20～40℃;嗜热菌,在 50～60℃生长最好。病原菌均为嗜温菌,最适生长温度为人体的体温,即 35℃～37℃,故实验室一般采用 35℃培养细菌。有些嗜温菌低温下也可生长繁殖。

3. 合适的酸碱度 细菌新陈代谢过程中,在一定 pH 范围内,细菌的酶活性最强。多数病原菌最适 pH 为中性或弱碱性(pH 7.2～7.6),如人类血液、组织液 pH 7.4,细菌极易生存;而胃液偏酸,绝大多数细菌可被杀死。个别细菌在碱性条件下生长良好,如霍乱弧菌在 pH 8.4～9.2 时生长最好;也有的细菌最适 pH 偏酸,如结核分枝杆菌(pH 6.5～6.8)、乳酸杆菌(pH 5.5)。细菌在代谢过程中分解糖类产酸,致培养基 pH 下降,影响细菌继续生长,因此培养基中应加入缓冲剂,以保持 pH 稳定。

4. 必要的气体环境 根据细菌生长对 O_2 的需要程度,可将细菌分为以下四类。

(1)**专性需氧菌**(obligate aerobe):具有完善的呼吸酶系统,以分子氧作为受氢体完成需氧呼吸,这类菌必须在有氧条件下才能生长。如铜绿假单胞菌、结核分枝杆菌。

(2)**微需氧菌**(microaerophilic bacterium):在低氧压(5%～6%)环境下生长最好,氧浓度 >10% 对其有抑制作用。如幽门螺杆菌、空肠弯曲菌。

(3)**专性厌氧菌**(obligate anaerobe):缺乏完善的呼吸酶系统,不能利用分子氧,且游离氧对其有毒性作用。只能在无氧环境下生长,利用氧以外的其他物质作为受氢体,如破伤风梭菌、产气荚膜梭菌。因为细菌在有氧环境中进行物质代谢,常产生超氧离子(O_2^-)、过氧化氢(H_2O_2),两者皆有强烈的杀菌作用。厌氧菌缺乏清除有毒基团的超氧化物歧化酶(SOD)、触酶和过氧化物酶。另外,厌氧菌还缺乏氧化还原电势高的呼吸酶,如细胞色素和细胞色素氧化酶,不能氧化有氧环境中的营养物质,故专性厌氧菌在有氧条件下不能生存。

(4)**兼性厌氧菌**(facultative anaerobe):兼有需氧呼吸和无氧发酵的能力,在有氧或无氧条件下均能生长。大多数病原菌属于此类。

一般细菌代谢中都需要 CO_2,但大多数细菌自身代谢所产生的 CO_2 即可满足需要。某些细菌,如脑膜炎奈瑟菌从标本中初次分离时需要较高浓度的 CO_2(5%～10%),否则生长不佳甚至不能生长。

5. 渗透压 一般培养基的盐浓度和渗透压对多数细菌是安全的,少数细菌如嗜盐菌,在高浓度(30g/L)的 NaCl 环境中生长良好。

（二）细菌生长繁殖的规律

细菌一般以简单的**二分裂**(binary fission)方式进行无性繁殖。细菌分裂时菌细胞首先增大,染色体复制。革兰阳性菌的染色体与中介体相连,当染色体复制时,中介体一分为二,各向两端移动,分别将复制好的一条染色体拉向细胞的一侧。接着染色体中部的细胞膜向内陷入,形成横隔,同时细胞壁也向内生长,最后肽聚糖水解酶使细胞壁肽聚糖的共价键断裂,分裂成为两个菌细胞。革兰阴性菌无中介体,染色体直接连接于细胞膜上,复制产生的新染色体则附着在邻近的一点上,在两点间形成的新细胞膜将各自的染色体分隔在两侧,最后细胞壁沿横隔内陷,整个细胞分裂为两个子代细胞。

在适宜条件下,多数细菌繁殖速度很快。细菌分裂数量倍增所需的时间称为**代时**(generation time),在最佳生长条件下,多数细菌的代时仅为 20～30 分钟。个别细菌繁殖速度较慢,如结核分枝杆菌的代时达 18 ~ 20 小时。体内的情况则不同,大多数病原体在体内的代时为 5 ~ 10 小时。

(三)细菌的生长曲线

细菌生长速度很快,按一般细菌约 20 分钟分裂一次计算,7 小时后一个细胞可繁殖到约 200 万个,10 小时后可达 10 亿个以上,细菌群体将庞大到难以想象的程度。但事实上,由于细菌繁殖中营养物质的逐渐耗竭、有害代谢产物的逐渐积累,细菌不可能始终保持高速度的无限繁殖。经过一段时间后,细菌繁殖速度逐渐减慢,死亡菌数增多,活菌增长率随之下降并趋于停滞。

如果将取自饱和菌液的细菌接种至适宜的封闭液体培养系统中,连续定时计数每毫升液体中的活细胞并作图,可发现其生长过程的规律性。以培养时间为横坐标,培养物中活菌数的对数值为纵坐标,可以绘制出一条生长曲线(growth curve)(图 2-1)。

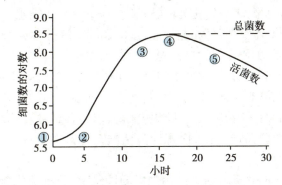

图 2-1 大肠埃希菌的生长曲线

①~②:迟缓期; ②~③:对数期;③~④:稳定期;④~⑤:衰亡期

根据生长曲线,可将细菌的群体生长繁殖分为四期:

1. 迟缓期(lag phase) 由于前一期不利的环境条件使细菌细胞耗尽了代谢物和酶,细菌进入新环境后开始其短暂适应阶段。该期菌体增大,代谢活跃,为细菌的分裂繁殖合成并积累充足的酶、辅酶和中间代谢产物;但分裂缓慢,繁殖极少。迟缓期长短不一,一般为 1 ~ 4 小时。影响因素主要有菌种、接种菌的菌龄和菌量以及营养物等。

2. 对数期(logarithmic phase) 又称指数期(exponential phase),一般细菌的对数期在培养后的 8 ~ 18 小时。细菌在该期生长迅速,活菌数以恒定的几何级数增长,生长曲线图上细菌数的对数呈直线上升,达到顶峰状态。此期细菌的形态、染色性、生理活性等都比较典型,对外界环境因素的作用敏感。故研究细菌的生物学特性(形态染色、生化反应、药物敏感试验等)应选用该期细菌。

3. 稳定期(stationary phase) 由于培养基中营养物质消耗,有害代谢产物积聚,该期细菌繁殖速度逐渐减慢,死亡数逐渐增加,二者在此期恰好达到平衡,故总的细菌数缓慢增加,而活菌数保持恒定。细菌形态、染色性和生理性状常有改变。某些细菌的芽胞、外毒素和抗生素等代谢产物大多在此期产生。

4. 衰亡期(death or decline phase) 稳定期后细菌繁殖速度越来越慢,死亡数越来越多,并超过活菌数。衰亡期细菌形态显著改变,出现衰退型或菌体自溶,难以辨认;生理代谢活动也趋于停滞。因此陈旧培养的细菌难以鉴定。

第三节 细菌的新陈代谢

细菌的代谢过程如下:胞外酶水解外环境中的大分子营养物质,产生亚单位分子(单糖、短肽、脂肪酸),经主动或被动转运机制进入胞质内。这些亚单位分子在一系列酶的催化作用下,经过一种或多种途径转变为共同通用的中间产物丙酮酸,丙酮酸进一步分解,产生能量或合成新的碳水化合物、氨基酸、脂类和核酸。在上述过程中,底物分解和转化为能量的过程称为分解代谢;所产生的能量和少数几种简单的前体用于细胞组分的合成称为合成代谢;将两者紧密结合在一起称为中间代谢。在代谢过程中,细菌可产生许多在医学上有重要意义的代谢产物。

一、细菌的分解代谢

不同细菌具有不同的酶,对营养物质的分解能力和代谢产物也不同,借此可以鉴别细菌。利用生物化学方法来鉴别不同的细菌称为细菌的生化反应试验。常见的有:

1. 糖发酵试验 细菌分泌胞外酶,将菌体外的多糖分解成单糖(葡萄糖)后再吸收。不同的细菌将多糖分解为单糖,进而转化为丙酮酸,这一过程是相同的,而对丙酮酸的利用,需氧菌和厌氧菌则不相同。需氧菌将丙酮酸经三羧酸循环彻底分解成 CO_2 和水;厌氧菌则发酵丙酮酸,产生各种酸类(如甲酸、乙酸、丙酸、丁酸、乳酸、琥珀酸等)、醛类(如乙醛)、醇类(如乙醇、乙酸甲基甲醇、异丙醇、丁醇等)、酮类(如丙酮)。如大肠埃希菌能发酵葡萄糖和乳糖,而伤寒沙门菌能发酵葡萄糖,但不能发酵乳糖。即使不同的细菌均能发酵同一种糖,其结果也不尽相同。如大肠埃希菌具有甲酸脱氢酶,能将葡萄糖发酵产生的甲酸进一步分解为 CO_2 和 H_2,故既产酸又产气;而伤寒沙门菌缺乏甲酸脱氢酶,发酵葡萄糖只产酸不产气。

2. 甲基红(methyl red)试验 有些细菌如大肠埃希菌,分解葡萄糖产生丙酮酸,丙酮酸进一步分解为乳酸、乙酸、甲酸等,使培养基 pH 下降至4.5以下,使甲基红指示剂呈红色,为甲基红试验阳性;而产气肠杆菌分解葡萄糖产生丙酮酸,丙酮酸脱羧后生成中性的乙酰甲基甲醇,则培养基的 pH 在5.4以上,加入甲基红指示剂呈黄色,为甲基红试验阴性。

3. V-P(Voges-Proskauer)试验 有些细菌如产气肠杆菌,能将葡萄糖分解为乙酰甲基甲醇,乙酰甲基甲醇在碱性溶液中,被氧化为二乙酰,二乙酰与胍基结合生成红色化合物,即V-P试验阳性;而大肠埃希菌不能生成乙酰甲基甲醇,故V-P试验阴性。

4. 枸橼酸盐利用(citrate utilization)试验 有些细菌如产气肠杆菌,能利用枸橼酸盐作为唯一碳源,并利用铵盐作为唯一氮源,在枸橼酸盐培养基上可生长,将枸橼酸盐分解生成碳酸盐,并分解铵盐生成氨,使培养基变碱性,即为阳性;而大肠埃希菌不能利用枸橼酸盐为唯一碳源,在该培养基上不生长,本试验阴性。

5. 吲哚(indol)试验 有些细菌如大肠埃希菌,能分解色氨酸生成吲哚(靛基质),吲哚与试剂中的对二甲基氨基苯甲醛作用,生成玫瑰吲哚而呈红色,即为阳性。

6. 硫化氢试验 有些细菌如沙门菌、变形杆菌,能分解培养基中的含硫氨基酸(胱氨酸)生成硫化氢,硫化氢遇铅或铁离子生成黑色的硫化物。

7. 尿素酶试验 有些细菌如变形杆菌具有尿素酶,能水解培养基中的尿素产生氨,使培养基呈碱性,使酚红指示剂呈红色,即为阳性。

用细菌的生化反应鉴别细菌,尤其对于在形态、革兰染色反应及培养等特性上相近的细菌更为重要。吲哚(I)、甲基红(M)、V-P(V)、枸橼酸盐利用(C)四种试验常用于鉴定肠道杆菌,合称为IMViC试验。大肠埃希菌四种试验的结果为(＋＋－－),产气肠杆菌为(－－＋＋)。

二、细菌的合成代谢

细菌利用分解代谢产物和产生的能量不断合成菌体自身成分,如细胞壁、多糖、蛋白质、脂肪酸及核酸等,同时还合成一些在医学上具有重要意义的代谢产物。

1. 热原质（pyrogen）　也称致热原,它是细菌合成的一种注入人体或动物体内能引起发热反应的物质。细菌的热原质即为细菌细胞壁的脂多糖,因此产生热原质的细菌大多是革兰阴性菌。热原质耐高温,高压蒸汽灭菌(121℃,20分钟)亦不被破坏,250℃高温干烤才能破坏热原质。用吸附剂和特殊石棉滤板可除去液体中大部分热原质,蒸馏法效果最好。因此,制备和使用注射药品过程中应严格遵守无菌操作,防止细菌污染。

2. 毒素与侵袭性酶　细菌产生两类毒素,即外毒素和内毒素,毒素在细菌致病作用中极为重要。外毒素（exotoxin）是多数革兰阳性菌和少数革兰阴性菌在生长繁殖过程中释放到菌体外的蛋白质;内毒素（endotoxin）是革兰阴性菌细胞壁的脂多糖,当菌体死亡崩解后游离释放出来,外毒素毒性强于内毒素。某些细菌可产生分解组织细胞的酶类,能损伤机体组织,促进细菌的侵袭和扩散,也是细菌重要的致病物质,如产气荚膜梭菌产生的卵磷脂酶,链球菌产生的透明质酸酶等。

3. 色素（pigments）　某些细菌能产生不同颜色的色素,有助于鉴别细菌。细菌的色素分为两类,一类为水溶性色素,能弥散到培养基或周围组织,如铜绿假单胞菌产生的色素能使培养基或感染的脓汁呈绿色;另一类为脂溶性色素,不溶于水,只存在于菌体中,能使菌落显色而培养基颜色不变,如金黄色葡萄球菌的色素。细菌产生色素常需一定的条件,如营养丰富、氧气充足、温度适宜。

4. 抗生素（antibiotics）　是某些微生物代谢过程中产生的一类能抑制或杀死某些其他微生物或肿瘤细胞的物质。抗生素大多由放线菌和真菌产生,细菌产生的抗生素很少,只有多黏菌素（polymyxin）、杆菌肽（bacitracin）等。

5. 细菌素（bacteriocin）　是某些菌株产生的一类具有抗菌作用的蛋白质。细菌素有别于抗生素的是作用范围狭窄,仅对与产生菌有亲缘关系的细菌有杀伤作用,可用于细菌分型和流行病学调查,而细菌素在治疗上的应用价值已经不被重视,如大肠埃希菌产生的细菌素称为大肠菌素（colicin）,其编码基因位于Col质粒上。

6. 维生素（vitamin）　细菌能合成某些维生素,除供自身需要外,还能分泌至周围环境中,如人体肠道内的大肠埃希菌合成的B族维生素和维生素K也可被人体吸收利用。

（岳 丹　刘晓春）

第三章
外界因素对细菌的影响

细菌广泛存在于自然环境中,它们与外界环境及宿主相互作用构成统一的生态系,并不断经受环境中各种因素的影响。当环境条件适宜时,细菌可进行正常的代谢和生长繁殖;若环境不适宜时,代谢活动可以发生相应改变,引起变异;当环境条件改变过于剧烈,可导致细菌的主要代谢机能发生障碍,生长被抑制甚至死亡。因此,掌握细菌在外界环境中的分布以及对周围环境的依赖关系,在实践中有重要意义,一方面可以创造有利条件促进细菌的生长繁殖,从各种材料中分离培养细菌;另一方面可利用对其不利因素,抑制或杀灭细菌,防止细菌污染或感染,达到消毒灭菌的目的。

1. 消毒(disinfection) 指杀灭或清除物体上病原微生物的方法。用于消毒的化学药物称为**消毒剂**(disinfectant)。一般的消毒剂只对细菌的繁殖体有效。

2. 灭菌(sterilization) 是指杀灭或清除物体上一切微生物的方法。包括病原微生物和非病原微生物,细菌繁殖体和芽胞。

3. 无菌(asepsis) 是指不含活菌。为了防止细菌进入人体或其他物品的操作技术称为**无菌操作技术**(aseptic technique)。

4. 防腐(antisepsis) 指防止或抑制微生物生长繁殖的方法。用于防腐的化学药物称为**防腐剂**(antiseptic)。同一种化学药物在高浓度或作用时间长,具有杀菌作用,可用作消毒剂;低浓度或作用时间短,具有防腐作用,可用作防腐剂。

5. 抑菌(bacteriostasis) 指抑制体内或体外微生物的生长繁殖。多数**抑菌剂**(bacteriostat)为抗生素。

第一节　细菌在自然界的分布

一、土壤中的细菌

土壤是微生物的合适生活环境,存在于土壤中的有机和无机组分可被微生物利用。土壤微生物包括细菌、放线菌、真菌、藻类、原生动物和病毒,以细菌的数量最多。土壤中的细菌分布主要受到营养物、含水量、氧、温度、pH等因素的影响,集中分布于土壤表层和土壤颗粒表面,大部分距地表10～20cm以内。

土壤中有天然生活在其中的土著细菌,是土壤中的常驻者。土壤表层每克土中存在的细菌数量可达10^8～10^9CFU,以无芽胞细菌占优势,多数为嗜中温菌,优势菌群主要有节杆菌属、假单胞菌属和芽胞杆菌属,外来细菌中的致病菌随人畜粪便、动物尸体及医院废弃物进入土壤并在土壤内生存一定时间,如沙门菌可存活35～70天、志贺菌存活约1个月、霍乱弧菌存活8～16天,条件适宜时可感染人和动物。土壤中存在的可能致病菌有伤寒沙门菌、痢疾志贺菌、霍乱弧菌、大肠埃希菌O157:H7、鼠疫耶尔森菌、结核分枝杆菌、布鲁菌、土拉杆菌、炭疽芽胞杆菌、破伤风梭菌、肉毒梭菌和产气荚膜梭菌等。

二、水中的细菌

自然条件下,几乎各种水体均有微生物存在,包括原生动物、藻类、真菌、细菌和病毒,但种类和数量有很大差异,主要取决于水体的营养物质水平、温度、光照、溶解氧、盐分等环境特征以及微生物进入水体的条件。水中的微生物包括自然存在的和由外部带入的微生物群落。自然水中存在的微生物大多是水中固有的,适应在水中生活;由外部带入水中的微生物一般不能在水中长期存活,但在生存期限内可通过各种方式引起人类或动物的疾病。自然水体有多种来源的污染,包括:①日常生活污水;②医院污水;③水体养殖水生动植物的施肥及行驶中的泄露;④地表径流和雨水冲刷;⑤水边养殖场动物排泄物;⑥人、家畜和其他动物排泄物;⑦生物实验室处理不当废弃物等。水中细菌能够生存于从水体表面到海洋底层的所有深度范围内,但分布是不均匀的,在水体表面和底泥中含量较高。细菌在水中的分布与水量、水体类型、层次、污染状况和季节等各种因素相关。

淡水中常见的细菌有黄杆菌属、无色杆菌属、短杆菌属、芽胞杆菌属、微球菌属、假单胞菌属、螺旋菌属和弧菌属等。海水中的细菌菌体较小,以革兰阴性菌为主,常见的有假单胞菌属、弧菌属、螺菌属、无色杆菌属和黄杆菌属细菌,以及放线菌、蓝细菌和光合细菌等。在近海口的海水中,有淡水中存在的一些耐盐性细菌、酵母菌等。

三、空气中的细菌

空气中没有可被细菌直接利用的营养物质和足够的水分,不适合细菌的生长繁殖。空气中没有固定的细菌种类。空气中的细菌主要来源于土壤、水体、动植物、人类生活及各种生产活动等微生物源,如来自飘扬起来的尘埃,人和动物体表的脱落物或呼吸道呼出的气体等都是空气中细菌的来源。由于空气中缺少细菌生活所必需的营养物质,日光和干燥对其生存也不利,只有抵抗力较强、产芽胞杆菌及真菌孢子可在空气中存活一段时间。

空气中优势细菌为芽胞杆菌属、微球菌属、葡萄球菌属、假单胞菌属等,以球菌最多。空气中一般不含病原性细菌,但在患者或病畜附近,传染源排出的细菌散布在空气中,通过飞沫传播引起感染。通过空气传播的病原性细菌主要有结核分枝杆菌、产气荚膜梭菌、溶血性链球菌、金黄色葡萄球菌、脑膜炎奈瑟菌、百日咳杆菌、军团菌、炭疽芽胞杆菌、白喉棒状杆菌等。另外,空气中的细菌也是培养基、生物制品、医药制剂以及手术室等的污染来源。

第二节　物理因素对细菌的影响

热力、紫外线、辐射、超声波、滤过、干燥等物理因素常用于消毒灭菌,低温多用于菌种(毒种)的保存。

一、温　　度

适宜的温度是细菌生长繁殖的重要条件之一,温度过高或过低均影响细菌的活性,细菌生长代谢会受到抑制。热力是最常用的消毒灭菌方法。

(一)高温

高温对细菌有明显的致死作用。细菌主要由蛋白质组成,而蛋白质在高温状态下易发生凝固或变性,酶的活性也随之消失。多数细菌繁殖体和真菌在 55 ~ 60℃加热 30 ~ 60 分钟后死亡,湿热 80℃经 5 ~ 10 分钟可杀死所有细菌繁殖体和真菌。细菌芽胞耐高温,如炭疽芽胞杆菌芽胞可耐受 5 ~ 10 分钟煮沸,肉毒梭菌的芽胞需煮沸 3 ~ 5 小时才死亡。

热力灭菌法分为干热灭菌和湿热灭菌两大类。在同一温度下,湿热法的效果大于干热法,这是因为:①蛋白质在湿热时较易凝固、变性;②湿热的穿透力比干热大;可使被灭菌的物体受热均匀,温度迅速上升;③湿热的蒸汽有潜热存在,潜热可迅速提高被灭菌物品的温度。

1. 湿热消毒与灭菌法

(1)巴氏消毒法:用较低温度杀灭液体中的病原微生物或特定微生物,保持物品中所需的不耐热成分不被破坏的消毒方法。由巴斯德创立用于酒类消毒而得名,目前主要用于牛乳等的消毒。方法有两种:一是 61.1~62.8℃维持 30 分钟;另一种是 71.7℃维持 15~30秒,现多用后者。

(2)煮沸消毒:煮沸(1 个大气压状态下)水的温度为 100℃,维持 5 分钟可杀死细菌繁殖体。如加入 20g/L 的碳酸钠,水温可提高至 105℃,既可杀死芽胞,又可防止金属器皿生锈。煮沸消毒是最早使用的消毒方法之一,具有简便、经济、实用的特点,可用于家庭消毒或紧急情况时消毒。

(3)流通蒸汽消毒法:又称常压蒸汽消毒,在正常的气压下采用 100℃水蒸气进行消毒,由于蒸汽具有潜热,其消毒效果强于煮沸消毒法。常用阿诺(Arnold)流通蒸汽灭菌器或蒸笼,维持 10~30 分钟可杀灭细菌繁殖体,但对芽胞作用不大。目前常用于食品、食具及不耐高温物品的消毒。

(4)间歇蒸汽灭菌法:利用反复多次的流动蒸汽间歇加热以达到灭菌的目的。把需灭菌的物品置于流通蒸汽灭菌器内,100℃加热 15~30 分钟杀灭细菌繁殖体,但不能杀灭芽胞。取出被灭菌物品置 37℃温箱中过夜,使芽胞发育成繁殖体,次日再通过流通蒸汽,如此连续三次可达灭菌效果。此法适用于一些不耐高热的物品的灭菌。另外,鸡蛋培养基、血清培养基等,可将温度降为 75~80℃,延长时间至 60 分钟,连续三次也可达到灭菌目的。

(5)高压蒸汽灭菌法:是一种最有效的灭菌方法。通过较高的压力提高蒸汽的温度和穿透力,能有效杀灭各种微生物,具有效果可靠、杀灭速度快的特点,需使用压力蒸汽灭菌器(autoclave)进行。在完全排除冷空气的密闭压力蒸汽灭菌器中,容器内温度随着蒸汽压的增加而升高。在 103.4kPa($1.05kg/cm^3$)蒸汽压下,温度达 121.3℃,维持 15~30 分钟可杀灭所有的微生物,包括细菌繁殖体和芽胞。常用于外科手术器械、注射用水、普通培养基、玻璃制品等耐高温、耐湿热物品的灭菌。根据对灭菌器内冷气的排出方式不同,压力蒸汽灭菌器分为下排气式和预真空压力蒸汽灭菌器两类。

2. 干热灭菌法 干燥状态下,细菌繁殖体在 80~100℃作用 1 小时、芽胞在 160℃维持 2 小时后,菌体蛋白质变性和电解质浓缩导致中毒,使菌体死亡。常用的干热灭菌法有三种:

(1)焚烧:本法对废弃物兼有消毒和销毁的作用,适用于无经济价值的污染物品,如纸张、动物尸体、衣物等的无害化处理。

(2)灼烧:将待处理物品置火焰上烧灼以杀灭物品上的微生物。主要用于微生物学实验室中对接种环(针)、试管口和安瓿口等的灭菌。

(3)干烤:利用干烤箱加热,通过热空气传导使需灭菌物品升温至所需温度,维持相应的时间达灭菌目的。该法适应于耐高温忌湿物品的灭菌,如玻璃制品、金属制品、陶瓷制品、油剂(如甘油)等。一般 160℃维持 2 小时可杀死包括芽胞在内的所有微生物。

(二)低温

低温虽可杀死某些细菌,但非可靠方法。因细菌在低温时代谢活动降低,能较长时间维持生命,因而多用于保存菌种。反复冻融极易损伤菌细胞。

二、紫 外 线

1. 紫外线 紫外线为非电离辐射,泛指波长为 10~400nm 的射线,波长在 200~280nm

的紫外线具有杀菌作用,尤以 240 ~ 280nm 最强。

2. 杀菌机制 紫外线的主要杀菌机制是破坏微生物的核酸。当微生物被照射后,细胞内 DNA 吸收紫外线,一条 DNA 链上相邻两个胸腺嘧啶形成二聚体,改变 DNA 的分子构型,干扰 DNA 的复制与转录,导致微生物死亡或变异。此外,紫外线可使分子氧变成臭氧,也具有杀菌能力。

3. 人工紫外线 主要由低压汞蒸气灯产生。照射的能量以单位时间内每平方厘米的微瓦数(μW)计算。一支 15W 的紫外线灯在 1m 内传递 $38\mu W \cdot s/cm^2$ 射线。无芽胞菌一般的致死量为 $2000 \sim 8000\mu W \cdot s/cm^2$,杀死芽胞则需该剂量的 10 倍。

4. 应用 紫外线消毒操作方便,杀菌谱广,但穿透性差(不能透过普通玻璃、纸张、尘埃、水蒸气等),影响因素多,应用受到一定限制,故只能用于物品表面和空气消毒,如手术室、传染病房、微生物学无菌室或不耐热的物品表面等。紫外线对人眼睛、皮肤等有伤害,使用时应避免照射到眼睛和皮肤。

三、电离辐射

电离辐射是一切能引起物质电离的辐射总称,包括带电的 α、β 粒子、质子和不带电的中子、χ 射线、γ 射线。电离辐射具有较高的能量和穿透力,可直接或间接破坏微生物的核酸、蛋白质和酶系统,从而对其产生致死作用。目前电离辐射灭菌的工艺已达到工业化生产水平,常用的有 ^{60}Co 辐射装置(主要依靠 γ 射线)和电子加速器照射装置(高能电子束)。

电离辐射时不使物品升温,且穿透力强,适用于不耐热物品如塑料制品(塑料注射器、试管、导管、手套等)、食品、药品等的消毒或灭菌,尤其对一次性使用医疗卫生产品的消毒和灭菌具有重要意义,并在逐步取代环氧乙烷灭菌。目前 ^{60}Co 辐射装置应用最为普遍。

四、滤 过

滤过除菌是运用机械阻留的原理,使用致密的滤过材料除去液体或空气中的细菌,但不能将其杀灭。滤过除菌一般不能阻留病毒等体积微小的微生物,除菌效果受滤材性质、结构及孔径大小的影响。滤过除菌不破坏介质,无残留毒性,适用于不耐热、也不能用化学方法消毒的液体或空气,如内毒素、血清、酶、抗生素、维生素等的除菌。除菌滤器的种类较多,常见的有薄膜滤器、素瓷滤器、硅藻土滤器、烧结玻璃滤器和石棉滤器。

薄膜滤器是将纤维滤膜固定于滤过漏斗或其他特制框架内的滤过装置,滤膜用高分子材料如醋酸纤维或硝酸纤维滤膜等制成。孔径 $0.22 \sim 0.45\mu m$ 可除去细菌,但不能去除支原体、衣原体、病毒等,通常用于气体、液体的消毒处理;孔径小于 $0.22\mu m$ 可去除支原体、衣原体、病毒等,一般在医院和制药工业中用于不耐热的溶液和某些诊疗性药物的消毒灭菌。

五、其 他

微波是一种高频短波的电磁波,又称超高频电磁波。微波可使物质中的偶极子(如水分子)产生高频运动,从而杀灭微生物。该法具有热和其他效应,具有作用温度低、需要时间短及加热内外均匀的特点。目前微波常用于餐饮器具、部分医疗药品及器械的消毒。微波对人体有害,应注意做好防护。

超声波是指高于 20 000Hz/s 的声波,人类听觉能感受到的频率在 9000Hz/s 以下。超声波通过液体时发生空化作用破坏原生质胶体状态导致菌体死亡。目前主要用于粉碎细胞,提取细胞成分、制备抗原等。

脉冲强光是一种利用瞬间放电的脉冲工程技术和特殊的惰性气体灯管,以脉冲形式释放强烈的白光。脉冲强光灭菌技术是一种利用瞬时高强度的脉冲光能量杀灭各类微生物的冷灭菌技术,主要利用高强度脉冲强光中的紫外线对微生物进行杀灭,具有处理时间短(一般几秒到几十秒)、残留少、不直接接触被处理物品、操作易控制等特点,可应用于水处理、空气杀菌、食品加工、制药等领域。

第三节　化学因素对细菌的影响

一、化学消毒剂及种类

一些化学药品因能影响细菌的化学组成、物理结构和生理活动,发挥消毒甚至灭菌作用。利用化学药物杀灭病原微生物的方法称为化学消毒灭菌法,用于化学消毒或灭菌的化学药物称为化学消毒剂。

化学消毒剂的种类很多,杀菌和抑菌作用亦不尽相同。一般可根据用途和消毒剂的特点选择使用。常用消毒剂的种类及应用见表3-1。

表3-1　常用消毒剂的种类、作用机制和用途

类别	作用机制	常用消毒剂	用途
重金属盐类	①蛋白质变性与沉淀	2%水溶液红汞	皮肤、黏膜、小创伤消毒
	②灭活酶类	0.05%～0.1%氯化汞	非金属器械消毒
	③氧化作用	0.1g/L硫柳汞	生物制品防腐,皮肤手术部位消毒
		10～50g/L蛋白银	新生儿滴眼及尿道黏膜消毒
氧化剂	①氧化作用	0.1%高锰酸钾	皮肤、尿道黏膜及水果消毒
	②蛋白质沉淀	3%过氧化氢	创口、皮肤黏膜消毒
		0.2%～0.3%过氧乙酸	塑料、玻璃器皿消毒
		2%～2.5%聚维酮碘	皮肤消毒
		100～200g/L漂白粉	地面、厕所与排泄物消毒
		0.2～0.5ppm氯	饮水及游泳池消毒
表面活性剂	①损伤细胞膜	0.05%～0.1%苯扎溴铵(十二烷基二甲基苄基溴化铵)	外科手术洗手,皮肤黏膜消毒
	②灭活酶活性		皮肤创伤冲洗,金属器械、棉织品、塑料及橡皮类物品消毒
	③蛋白质沉淀	0.05%～0.1%度米芬	
醇类	①蛋白质变性与凝固	70%～75%乙醇	皮肤、体温计消毒
	②干扰代谢	50%～70%异丙醇	
酚类	①蛋白质变性	30～50g/L苯酚	地面、器具表面消毒
	②灭活酶类	2%甲皂酚	皮肤消毒
	③损伤细胞膜	0.1～0.5g/L氯己定	术前洗手、阴道冲洗
醛类	抑制菌体核蛋白合成	2%戊二醛	精密仪器,内窥镜消毒
		10%甲醛	浸泡,物品表面、空气消毒
烷化剂	菌体蛋白质及核酸烷基化	0.02%～0.05%氯己定	术前洗手,阴道膀胱冲洗
		50mg/L环氧乙烷	手术器械、辅料消毒

续表

类别	作用机制	常用消毒剂	用途
染料	①抑制细菌繁殖 ②干扰氧化过程	20~40g/L 龙胆紫	浅表创伤消毒
酸碱类	①损伤细胞膜及细胞壁 ②蛋白质凝固	5~10ml/m³ 醋酸（加等量水蒸发） 生石灰（按1:4~1:8配成糊状）	空气消毒 地面、排泄物消毒

二、化学消毒剂的杀菌机制

化学消毒剂种类多,杀灭微生物的机制主要有:①使菌体蛋白质变性或凝固,大多数重金属盐类、氧化剂、醇类、酚类、醛类、酸碱等均有此作用;②干扰微生物酶系统和代谢,如某些氧化剂、低浓度重金属盐类与细菌的酶蛋白—SH 结合,使有关酶酶活性降低甚至失去活性;③改变微生物细胞膜的通透性,如表面活性剂、脂溶剂、酚类(低浓度)等,能降低细菌细胞的表面张力并增加其通透性,使胞质内物质溢出,呈现杀菌作用;④破坏微生物的核酸,有些消毒剂进入微生物后可直接作用于核酸使其结构破坏。

一种消毒剂对微生物的杀灭可能会通过上述多种作用,如氧化剂类消毒剂既可以使微生物蛋白质发生变性凝固,也可干扰酶系统的作用,还可以改变细胞膜的通透性,从而最终使微生物死亡。另外,同一消毒剂在不同浓度下,对微生物的杀灭机制也会有所不同,如高浓度氯己定能凝聚胞质成分,在低浓度时主要抑制脱氢酶活性。

三、影响化学消毒灭菌效果的因素

1. 消毒剂的浓度和作用时间 很多消毒剂表现为高浓度时杀菌而低浓度时抑菌,但醇类例外,70%的乙醇或50%异丙醇的消毒效果最好,提高浓度后杀菌力反而下降。作用时间越长,微生物被杀灭的几率也越大。使用最佳浓度消毒剂和合适作用时间是达到预期效果的基本条件。

2. 微生物种类和数量 化学消毒剂的消毒效果取决于被消毒对象的特性,最重要的是细菌种类、数量以及有无特殊结构。不同种类细菌对消毒剂的敏感性不同,如一般消毒剂对结核分枝杆菌比对其他细菌繁殖体的作用力差;70%乙醇和5%来苏尔只能杀死细菌繁殖体,但对芽胞作用不大,故必须根据消毒对象选择合适的消毒剂。此外,物体上微生物污染程度越高,消毒就越困难,微生物数量多不仅彼此重叠加强了机械保护作用,抵抗力强的个体也随之增多。因此消毒污染严重的物品,需增加消毒剂的用量(或浓度)或延长作用时间。

3. 酸碱度和温度 酸碱度的变化可严重影响某些消毒剂的杀菌效果。一方面,酸碱度直接影响消毒效果,因为各种消毒剂所需最适 pH 与消毒剂性质有关,如阳离子消毒剂在碱性环境下对细菌作用力强,阴离子消毒剂在酸性环境中效果好。此外,消毒剂所需浓度也与 pH 有关,如十二烷基二甲基苄基溴化铵是 pH 越低所需浓度越高,在 pH 3 时杀菌浓度较 pH 9 时高出 10 倍左右。另一方面,酸碱度的变化也影响微生物的生命活动。

一般温度越高,消毒效果越好。2% 戊二醛杀死每毫升含 10^4 个炭疽芽胞杆菌的芽胞,在 20℃时需 15 分钟,40℃时 2 分钟,56℃时仅需 1 分钟。但有少数例外,如低温有利于臭氧溶于水,从而增强其杀菌效果。不同消毒剂受温度影响的程度不同,如过氧乙酸受温度变化的影响较小;过氧化物稳定性差,如碘在 40℃时可升华,采用过氧化物消毒剂和碘消毒剂消毒时不宜加热。

4. 化学拮抗物质　物品上或环境中存在的蛋白质、油脂类等有机物包围在微生物外面,可阻挡消毒因子的穿透并消耗一部分消毒剂,使杀菌效果下降。这些能使消毒效果下降的物质为消毒剂的化学拮抗物质。另外,不同种类的消毒剂之间也有一定的拮抗作用,如季铵盐类消毒剂能被肥皂、卵磷脂、阴离子去污剂的拮抗作用而减弱或消除消毒作用,硫代硫酸钠能中和氯或氯化物等。因此,应将污染物品清洗后再进行消毒,或提高消毒剂的作用浓度,或延长作用时间。

四、化学消毒灭菌效果监测

化学消毒剂的消毒或灭菌效果除了与消毒剂浓度和作用时间密切相关外,还受诸多因素的影响,另外其本身也可能被微生物污染。对化学消毒灭菌效果的监测应注意消毒剂的有效浓度、作用时间、消毒剂本身的污染情况、温度、酸碱度等因素,必要时进行微生物学监测。

消毒剂的消毒效果以杀菌率和杀菌指数表示。取 0.5ml 配制的细菌悬液($10^6 \sim 10^7$ CFU/ml)加到 4.5ml 待测消毒液中。混匀置 20℃水浴 5 分钟,取混合液 1ml 加 9ml 中和液 10 分钟。倾注平皿培养,计算菌落数,按公式计算。

$$杀菌率(P^t) = \frac{消毒前或对照组活菌数/ml - 作用一定时间后的活菌数/ml}{消毒前或对照组活菌数/ml}$$

$$杀菌指数(K_1) = \frac{消毒前或对照组活菌数/ml}{作用一定时间后的活菌数/ml}$$

第四节　生物因素对细菌的影响

一、噬　菌　体

噬菌体(bacteriophage;phage)是感染细菌、真菌、放线菌或螺旋体等微生物的病毒。噬菌体具有病毒的特性:体积微小,结构简单,只含有一种核酸(DNA 或 RNA),只能在活的微生物细胞内复制增殖,是一种专性细胞内寄生微生物。

噬菌体分布广泛,凡是有细菌的场所,就可能有相应噬菌体的存在。在人和动物的排泄物或者污水、河水、土壤中均有噬菌体存在。由于噬菌体结构简单,基因数少,是分子生物学与基因工程研究的良好工具。

(一)生物学特性

1. 形态与结构　不同的噬菌体在电子显微镜下有三种形态:蝌蚪形(图 3-1)、微球形和细杆形。大多数噬菌体呈蝌蚪形,由头部和尾部两部分组成(图 3-2)。如大肠埃希菌 T4 噬菌体的头部呈二十面体对称,大小约 95 ~ 100nm,外壳是蛋白质,内含核酸,多数为双股 DNA,也有单股 DNA;尾部是一管状结构,由尾领、尾鞘、尾髓、尾板、尾丝和尾刺组成,长短不一,长的可达 100 ~ 200nm,短的有 10 ~ 40nm,与宿主接触部位是尾板、尾丝、尾刺。尾髓和尾鞘具有收缩功能,可将头部核酸注入宿主细胞;尾板内有裂解宿主菌细胞壁的溶菌酶;尾丝为噬菌体的吸附器官,识别宿主菌体表面的特殊受体。

2. 化学组成　噬菌体主要由核酸和蛋白质组成。核酸是噬菌体的遗传物质,常见噬菌体的基因组大小 2 ~ 200kb。大多数噬菌体的核酸是双链的 DNA,少数为单链 DNA 或 RNA,有尾噬菌体均为线状双链 DNA。某些噬菌体基因组含有异常碱基,如大肠埃希菌 T 偶数噬菌体不含胞嘧啶而含 5- 羟甲基胞嘧啶,枯草芽胞杆菌噬菌体以尿嘧啶或羟甲基尿嘧啶代替胸腺嘧啶,这些碱基成为噬菌体 DNA 的天然标志。蛋白质外壳主要功能是保护核酸,免受核酸酶的水解作用,维持噬菌体外形和表面特征。

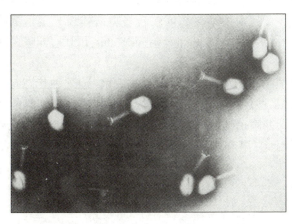

图 3-1 蝌蚪形噬菌体

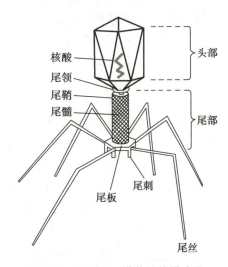

核酸
尾领
尾鞘
尾髓

头部

尾部

尾板 尾刺

尾丝

图 3-2 蝌蚪形噬菌体结构模式图

3. 抗原性 噬菌体具有抗原性,能刺激机体产生特异性抗体。该特异性抗体能抑制相应噬菌体吸附敏感细菌,但对已吸附或进入宿主菌体内的噬菌体不起作用。

4. 抵抗力 噬菌体对理化因素的抵抗力比一般细菌的繁殖体强。对乙醚、乙醇、氯仿具有一定抵抗力,75℃30分钟或更久才能灭活,能耐受低温和冰冻,但对紫外线、X线敏感。

(二)噬菌体与宿主菌的相互关系

根据与宿主的关系,噬菌体可分为两种类型:一种是能在宿主细胞内复制增殖,产生许多子代噬菌体,最终使宿主细胞裂解,称为毒(烈)性噬菌体(virulent phage)。另一种是噬菌体侵入宿主菌后,噬菌体基因整合到宿主染色体,不产生子代噬菌体,但其基因随宿主细胞分裂而传给下一代,称温和噬菌体(temperate phage)或溶原性噬菌体(lysogenic phage)。整合在宿主染色体上的噬菌体核酸称为前噬菌体(prophage),带有前噬菌体的细菌称溶原性细菌(lysogenic bacterium)。

毒性噬菌体在敏感宿主菌内以复制方式增殖,过程包括吸附、穿入、生物合成、装配、释放几个阶段。从噬菌体吸附到释放出子代噬菌体,称噬菌体的复制周期或溶原周期。

1. 吸附 吸附是指噬菌体与细菌表面受体发生特异性结合的过程。不同噬菌体的吸附方式不同,丝状噬菌体以末端吸附,有尾噬菌体以尾丝和尾刺吸附。宿主菌受体可分布在细胞壁不同层次的细胞膜上,位于深层的受体可通过菌体表面孔隙与噬菌体结合,但大多数噬菌体是吸附在细菌细胞壁上。细菌受体由脂多糖和脂蛋白构成,一个细菌表面可吸附200个左右噬菌体。只要细菌具有特异性受体,噬菌体都可以与其发生特异性吸附,但噬菌体不能进入死亡的宿主菌内。

2. 穿入 有尾噬菌体吸附宿主菌后,借助尾部释放的酶使细胞壁产生小孔,通过尾鞘的收缩作用把头部核酸注入细菌,蛋白质外壳则留在菌细胞外。无尾噬菌体与丝状噬菌体以脱壳方式进入细菌细胞。

3. 生物合成 噬菌体核酸进入细菌细胞后,一方面通过转录合成 mRNA,再翻译成所需的酶、调节蛋白和结构蛋白;另一方面利用宿主细胞提供的酶、能量和场所,以噬菌体核酸为模版,大量复制子代噬菌体的核酸。大多数噬菌体在细菌的细胞质中合成蛋白质,核酸则在细菌核质中合成。

4. 装配与释放 噬菌体的蛋白和核酸合成后,在细菌的胞质内按一定程序装配成完整的成熟噬菌体。当子代噬菌体达到一定数量后,菌细胞突然裂解,释放出噬菌体。释放出的成熟噬菌体又可感染新的敏感菌细胞。

噬菌体与其敏感细菌混合培养,在液体培养基中可使浑浊的菌液变为澄清;在固体培养基中可使菌苔溶解,出现空斑,称噬斑(plaque)。不同噬菌体每个噬斑是由一个噬菌体复制增殖后形成的。不同噬菌体产生噬斑的形态与大小不尽相同。若将噬菌体经一定倍数稀释,通过噬斑计数,可测知一定体积内的噬斑形成单位(plaque forming unit,PFU),即噬菌体的数量。

溶原状态通常十分稳定,溶原状态的细菌能正常分裂,能经历许多代。但这种状态有时也会自发终止(发生率为 10^{-5} 左右),或在某些因子如紫外线照射、致癌剂或突变剂等的作用下,可中断溶原状态而进入溶菌周期。即前噬菌体脱离宿主染色体 DNA,经过生物合成后成为成熟噬菌体,使宿主菌细胞裂解。因此,温和噬菌体既有溶原周期,又有溶菌周期(图3-3),而毒性噬菌体只有溶菌周期。

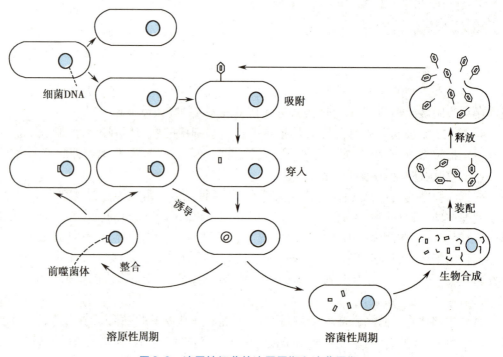

图3-3 溶原性细菌的溶原周期和溶菌周期

溶原性细菌具有抵抗同种或近缘关系噬菌体重复感染的能力,即噬菌体免疫状态。溶原性细菌因其携带的某些前噬菌体可导致细菌基因型和特性发生改变,称为溶原性转换(lysogenic conversion)。如带有 β 棒状噬菌体的白喉棒状杆菌才具有产生白喉外毒素能力,有致病性,是因为其前噬菌体带有毒素蛋白结构基因。此外,如 A 群溶血性链球菌产生致热外毒素、肉毒梭菌产生肉毒毒素、金黄色葡萄球菌产生溶血素以及沙门菌和志贺菌的抗原结构和血清型鉴别都与溶原性转换有关。

(三)噬菌体的应用

1. 细菌的鉴定与分型 噬菌体与宿主菌的关系具有高度特异性。一种噬菌体只能裂解一种相应的细菌,故可用于细菌的鉴定和分型。如用伤寒沙门菌 Vi 噬菌体可将具有 Vi 抗原的沙门菌分为96 个噬菌体型。这对流行病学调查、追查传染源等有重要意义。

2. 分子生物学研究的重要工具 由于噬菌体基因少,结构比细菌和高等细胞简单,取材和培养方便,增殖速度快,数小时可得到大量后代,适应于作基础理论研究工作,成为分子生物学研究的重要工具。近年来,在基因工程抗体研究方面,也利用噬菌体表达的产物存在于噬菌体表面这一特性,已将噬菌体用于基因工程抗体库的构建。

二、细 菌 素

细菌素(bacteriocin)是某些细菌产生的,只对与产生菌亲缘关系相近的细菌有抗菌作用的一类蛋白质。对细菌素敏感的菌株具有特异性受体,细菌素能通过吸附敏感的细菌表面而进入菌体并发挥作用。但细菌素的特异性不如噬菌体,进入细胞后也不能增殖,能杀死敏感细菌但不引起菌细胞的裂解。

细菌素通常按产生菌命名,如大肠埃希菌产生的细菌素称大肠菌素(colicin)。并非所有菌株都能产生细菌素,是否产生细菌素受质粒控制,如大肠菌素受 col 质粒控制。

细菌素抗菌谱很窄,治疗上应用价值不大,主要对细菌分型及流行病学的调查具有一定意义。

（杜季梅 楼永良）

第四章

细菌的遗传与变异

细菌为原核细胞型微生物,没有完整的细胞核结构,其遗传物质主要以核质形式存在,具有遗传变异等生命特征。遗传(heredity)是指生物子代与亲代之间的生物学特性(形态、结构、免疫原性等)的相似性;变异(variation)则是指生物子代与亲代之间的生物学特性的差异性。遗传使细菌的种属特性相对稳定,变异可使细菌产生变种或新种,促进细菌的进化。

细菌的变异现象有两种类型,一种是遗传性变异,是由于基因结构发生改变引起的变异,又称基因型变异(genotypic variation),基因型变异发生于个别细菌,变异产生的新性状可以稳定地传给子代,而且是不可逆的;非遗传性变异是由于环境条件变化引起的变异,无基因结构的改变,又称表型变异(phenotypic variation),表型变异常发生于菌群中所有细菌,当影响因素去除后,变异可恢复原状,表型变异不能遗传。

第一节　细菌遗传的物质基础

细菌的基因组是指细菌染色体和染色体外遗传物质所携带基因的总称。与细菌遗传及变异相关的物质基础包括细菌染色体和染色体外的质粒 DNA、转位因子、噬菌体等。

一、细菌染色体

细菌的染色体是一条环状双螺旋的 DNA 长链,反复卷曲缠绕形成松散的网状结构,附着在横隔中介体或细胞膜上,无核膜包绕。细菌染色体 DNA 由互补的双链核苷酸组成,与其他生物相同。与真核细胞染色体不同的是细菌染色体不含组蛋白,基因是连续的,无内含子,转录后形成的 RNA 分子不必加工剪切。除了 rRNA 基因是多拷贝外,绝大多数基因保持单拷贝形式,很少有重复序列。细菌的绝大部分遗传信息由染色体携带,决定细菌的基因型。

自 1995 年完成流感嗜血杆菌的全基因组 DNA 序列分析以来,至今已经完成基因组测序的细菌有 5106 株,其中大约 60% 为致病菌或条件致病菌。以大肠埃希菌 K12 为例,染色体长 1300 ~ 2000μm,相当于菌体长度的 1000 倍,在菌体内呈超螺旋形式,相对分子质量为 3×10^9 左右,约含 4.64×10^6 bp,整个染色体约含 4288 个基因(人类基因数为 65 000 ~ 80 000 个),现已知编码了 2000 多种酶类及其他结构蛋白。众多致病菌染色体上还存在一段分子质量很大(通常 20 ~ 100kb)、载有多个毒力基因(外毒素、黏附素及侵袭性酶等)并可移动的 DNA 片段,称致病岛(pathogenicity island,PAI)。该片段可在细菌的种内和种间发生遗传物质的交换,使其他细菌获得新的致病性。目前致病岛的发现在肠道致病菌中尤为突出,对致病岛的研究是一条揭示病原菌致病机制的捷径,是后基因组时代病原菌功能基因组研究的重要方法。

二、质　粒

质粒(plasmid)是细菌染色体外的遗传物质,存在于细菌胞质中,为环状闭合的双股 DNA。质粒有两类,大质粒含有几百个基因,为染色体的 1%～10%;小质粒仅含 20～30 个基因,约为染色体的 0.5%。质粒基因可编码产生很多重要的生物学特性,质粒在细菌间的转移是细菌获得某些遗传基因的重要方式。质粒 DNA 的特征有以下几个方面。

(一)质粒具有自我复制的能力

质粒在细菌体内可自我复制。某些质粒拷贝数只有 1～2 个,其复制往往与染色体的复制同步,称严紧型质粒(stringent plasmid);某些质粒拷贝数较多,为 10～60 个或更多,可随时复制,与染色体的复制不相关,称为松弛型质粒(relaxed plasmid),一般小质粒拷贝数高。

(二)质粒携带的基因可赋予细菌特殊性

R 质粒(resistance plasmid)使细菌对抗菌药物产生耐药性。R 质粒可分为两类:可通过细菌间的接合进行传递的称接合性 R 质粒;另一类是不能通过接合传递的,称非接合性 R 质粒,但可通过噬菌体传递。F 质粒(fertility plasmid)又称为致育因子,编码细菌的性菌毛。带有 F 质粒的细菌为雄性菌(F⁺),能长出性菌毛;无 F 质粒的为雌性菌(F⁻),无性菌毛。细菌素质粒,如 Col 质粒(Colicinogenic plasmid)使大肠杆菌产生大肠菌素,杀死同品系或近缘细菌。毒力质粒(Virulence plasmid, Vi 质粒)是与该菌致病性有关的毒力因子,如某些金黄色葡萄球菌携带的质粒可编码剥脱性毒素,引起烫伤样皮肤综合征;由致病性大肠杆菌产生引起腹泻的肠毒素,也是由毒力质粒基因编码的。代谢质粒编码产生相关的代谢酶,如沙门菌发酵乳糖的能力通常是由质粒决定的;假单胞菌属携带的质粒,有的能编码降解有害物质的酶类,与环境保护有关。

(三)质粒可以自行丢失或消除

质粒并非是细菌生命活动不可缺少的遗传物质,若细菌质粒自行丢失或经高温、紫外线及吖啶类染料处理而使质粒消失,细菌仍可生存,但由质粒决定的相应性状随之消失。

(四)质粒可在细菌间转移

根据质粒能否通过细菌的接合作用进行传递,将其分为接合性质粒(conjugative plasmid)和非接合性质粒(non-conjugative plasmid)两大类。接合性质粒带有与接合传递相关的基因(tra 基因等),一般分子量较大,为 40～100kb,如 F 质粒、R 质粒。非接合性质粒分子量较小,一般在 15kb 以下,但也有例外,如志贺菌的毒力质粒分子量为 220kb。非接合性质粒在一定条件下可通过与其生存的接合性质粒的诱动(mobilization)或噬菌体转导而传递,如金黄色葡萄球菌的青霉素酶质粒。

(五)质粒的相容性与不相容性

两种或两种以上结构相似、复制调控机制密切相关的质粒不能稳定共存于一个宿主菌体内的现象称为质粒的不相容性;反之,能够稳定共存于一个宿主菌体内的称为质粒的相容性。

三、转 位 因 子

转位因子(transposable element)是存在于细菌染色体或质粒 DNA 分子上一段特异的具有转位特性的核苷酸序列。它能在 DNA 分子中移动,不断改变其在基因组中的位置,从一个基因组移到另一个基因组中。转位因子通过位移改变了遗传物质的核苷酸序列,或影响插入点附近基因的表达,或转位因子本身携带一定的基因序列。但是否能引起细菌的变异要看染色体或质粒受转位因子作用后的整体功能状况。转位因子主要有三类。

（一）插入序列

插入序列（insertion sequence，IS）是最小的转位因子，长度不超过 2000bp（表 4-1），除携带编码产生自身转位所需酶的基因外，不携带其他任何已知功能的基因区域，往往在插入后与插入点附近的序列共同起作用，可能是细胞正常代谢的调节开关之一，也能介导高频重组菌株的形成。

（二）转座子

转座子（transposon，Tn）序列长度为 2000～8000bp，除携带与转位有关的基因外，还携带耐药性基因、抗金属基因、毒素基因及其他结构基因等（表 4-1）。因此当 Tn 插入某一基因时，一方面可引起插入基因失活产生基因突变，另一方面可因携带耐药性基因而使细菌获得耐药性，导致耐药性基因的播散是自然界中细菌多重耐药性产生的重要原因之一。

表 4-1　插入序列与转座子的特征

插入序列	长度/bp	转座子	携带耐药或毒素基因
IS1	768	Tn1、Tn2、Tn3	AP（氨苄西林）
IS2	1327	Tn4	AP、SM（链霉素）、Su（磺胺）
IS3	1300	Tn5	Km（卡那霉素）
IS4	1426	Tn6	Km
IS5	1195	Tn7	TMP（甲氧苄啶）、SM
IS8	约1750	Tn9	Cm（氯霉素）
IS10-R	1329	Tn10	Tc（四环素）
IS50-R	1531	Tn551	Em（红霉素）
IS913-R	1000	Tn971	Em
		Tn1546	Van（万古霉素）
ISR1	约1100	Tn1681	*E. coli*（肠毒素基因）

（三）转座噬菌体

转座噬菌体（transposition bacteriophage，TB）是具有转座功能的溶原性噬菌体。当前噬菌体基因组整合到细菌染色体上后，可改变溶原性细菌的某些生物学特性。例如，白喉棒状杆菌、肉毒芽胞梭菌等，只有当整合前噬菌体成为溶原状态时才能产生外毒素致病。此外，当前噬菌体从细菌染色体上脱离时，可带走邻近的细菌 DNA 片段，因而在细菌遗传物质转移过程中还可起载体作用。

第二节　细菌的变异现象

一、形态与结构的变异

（一）形态变异

细菌的形态受外界环境条件的影响可发生变异，如鼠疫耶尔森菌在 3%～6% 高盐琼脂培养基中生长,可由椭圆形小杆菌变成球形、杆状、逗点状等多种形态。一些细菌在青霉素、溶菌酶、补体等因素影响下,细胞壁合成受阻。细菌很容易裂解死亡,但有些细菌在高渗环境中仍能缓慢生长,因失去细胞壁而呈多形性,成为细胞壁缺陷型细菌,由于首先在 Lister 研究院发现,故称为 L 型细菌。L 型细菌菌落呈油煎蛋状,革兰染色阴性。临床上由于抗菌药物使用不当,可使病人体内细菌发生 L 型变异。

(二)结构变异

细菌的一些特殊结构(荚膜、芽胞和鞭毛)也可以发生变异而失去。如有鞭毛的变形杆菌在固体培养基上弥散生长,菌落似薄膜(德语 hauch 意为薄膜),故称 H 菌落。若改变培养基成分,将此菌接种在含有 1% 苯酚的培养基上,细菌失去鞭毛,形成单个菌落(德语 Ohne hauch,意为无薄膜),称为 O 菌落。通常将细菌失去鞭毛的变异称为 H-O 变异。改变培养炭疽芽胞杆菌的温度和时间(42℃,10~20 天),可失去形成芽胞的能力。肺炎链球菌变异失去荚膜,同时毒力随之降低。

二、菌落变异

细菌的菌落主要有光滑型(smooth type,S)和粗糙型(rough type,R)两种。光滑型菌落表面光滑、湿润、边缘整齐,经人工培养基多次传代后菌落表面变为粗糙、干皱、边缘不整,即从光滑型变为粗糙型,称为 S-R 变异。S-R 变异多见于肠道杆菌。变异时不仅菌落的形态发生改变,而且细菌的理化性状、抗原性、酶类活性及毒力等也发生改变。一般 S 型菌的致病性强,故从标本中分离致病菌时应挑取 S 型菌落做纯培养,但也有少数细菌,如结核分枝杆菌、炭疽芽胞杆菌和鼠疫耶尔森菌是 R 型菌的致病性强。

三、毒力变异

细菌的毒力变异表现为毒力的减弱或增强。用于预防结核病的减毒活疫苗,即卡介苗(BCG),就是卡介(Calmette-Guerin)二人将有毒力的牛型结核分枝杆菌经 13 年长期的人工培养,连续传代 230 次后,获得的细菌毒力高度减弱,但仍保持免疫原性的变异株。无毒力的白喉棒状杆菌感染了 β-棒状杆菌噬菌体后呈溶原状态时,噬菌体基因可编码产生白喉外毒素,致使毒力增强。

四、酶活性变异

细菌的大多数变异都是生化变异或酶变异,如有些肠道细菌通过产生 β-半乳糖苷酶分解乳糖获得碳源和能量,同时能产生酸性代谢产物。当细菌发生变异不产生这些酶类时,则不能再利用乳糖作为碳源和能量,亦不能产生酸性产物。

五、耐药性变异

细菌对某种抗菌药物由敏感变成耐药的变异称为耐药性变异。自从抗生素等抗菌药物广泛应用以来,耐药菌株逐年增多,这已经成为世界范围内的普遍趋势。金黄色葡萄球菌耐青霉素的菌株已从 1946 年的 14% 上升至目前的 80% 以上。在我国,耐甲氧西林的金黄色葡萄球菌已从 1980 年的 5%、1985 年的 24%,增加到 1992 年的 70%,耐青霉素的肺炎链球菌也在 50% 以上。有些细菌表现为同时耐受多种药物,即多重耐药性菌株,甚至还有的细菌变异后产生对药物的依赖性,如痢疾志贺菌链霉素依赖株离开链霉素不能生长。细菌耐药性变异给临床治疗带来很大的困难,为减少耐药菌株的出现,应避免盲目使用抗菌药物,用药前尽量做药敏试验,并根据药敏结果选择用药。

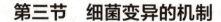

第三节 细菌变异的机制

遗传性变异是由基因结构发生改变所致,只发生在少数个体,能传递给后代,可导致变种或新种的产生。基因结构的改变主要通过基因突变、基因损伤后的修复、基因的转移与重组等方式引起。

一、基因突变与损伤后修复

细菌基因突变是细菌遗传物质的结构发生稳定的改变,导致细菌性状改变的遗传性变异。根据突变范围可分为:①小突变或点突变(point mutation),仅涉及一个或几个碱基的置换、插入或丢失;②大突变或染色体畸变(chromosome aberration),涉及大段的 DNA 发生改变。

基因突变包括碱基置换和移码突变。碱基置换包括转换(transition)和颠换(transversion)两种类型,嘌呤→嘌呤或嘧啶→嘧啶的变化称为转换,嘌呤→嘧啶或嘧啶→嘌呤的变化则称为颠换。碱基置换后可出现沉默突变、错义突变和无义突变。DNA 序列中一对或几对核苷酸发生插入或丢失后引起该部位后的序列移位,导致三联密码子表达意义发生错误,称为移码突变(frameshift mutation)。移码突变常导致无功能肽类或蛋白质的产生。大片段的 DNA 序列的丢失、重复、倒位或大段转位因子的转位等,可导致基因产物完全无效,出现无效性突变(null mutation)。

(一)基因突变规律

1. 自发突变率与诱发突变率 细菌在生长繁殖过程中可自发突变,但自然突变率极低($10^{-9} \sim 10^{-6}$),即细菌每分裂 $10^6 \sim 10^9$ 次可发生一次突变。细菌如受高温、紫外线、X 射线、烷化剂、亚硝酸盐等理化因素的诱导,诱发突变率可提高 $10 \sim 1000$ 倍,达到 $10^{-6} \sim 10^{-4}$ 左右。

2. 回复突变 某种细菌在自然环境下未发生突变的菌株称为野生型(wild type),与野生型相比发生了某一表型的变化,称为突变型(mutant type),发生了突变的菌株称突变株(mutant)。细菌由野生型变为突变型是正向突变,有时突变株经过又一次突变可恢复野生型的表型,这一过程称回复突变(backward mutation)。但回复突变并不一定恢复原来的基因型,也可以是一个抑制基因突变代偿了第一次突变在性状上的改变。

3. 突变与选择 突变是随机的和不定向的。产生突变的细菌只是大量菌群中的少数菌,要找出该突变菌,必须将菌群放在一个有利于突变菌而不利于其他菌生长的环境中,才能将其选择出来。例如,筛选细菌对某种药物的耐药突变株,需要将细菌接种在含有该药物的培养基中,野生株对药物敏感不能生长,耐药突变株则可生长,从而被选择出来。

(二)DNA 损伤后修复

当细胞 DNA 受到损伤时,细胞会用有效的 DNA 修复系统进行修复,使损伤逆转或降为最小,故突变的发生及其修复对细胞生命的维持极为重要。细菌发生突变时,也同样会启动损伤修复机制,利用核酸内切酶、DNA 聚合酶等进行有效的修复,但在损伤修复过程中也会出现错误而造成细菌的变异。如对损伤的 DNA 片段进行切除修复时可能附带将正常序列切掉;在 DNA 损伤之后或在 DNA 复制的休止期,DNA 应急修复的 SOS 反应(SOS response)能产生多个基因;或在细菌死亡之前,细菌不能直接利用 DNA 模板进行准确的修复时,只能不依靠模板而进行高错误率的差错倾向修复(error-prone repair)。

二、基因的转移与重组

除细菌自身基因发生突变之外,外源性的遗传物质也可进入细菌,使其自身遗传物质发生改变而引起变异。遗传物质由供体菌转入受体菌内的过程称为基因转移(gene transfer)。基因转移后,受体菌如果能容纳外源性基因,使转移的基因与受体菌DNA整合在一起,则称为重组(recombination)。外源性遗传物质包括供体菌染色体DNA片段、质粒DNA及噬菌体基因等。细菌的基因转移和重组方式分为转化、接合、转导、溶原性转换和细胞融合等。

(一)转化

转化(transformation)是指受体菌直接摄取供体菌裂解后游离在环境中的DNA片段并重组而获得新的遗传性状。

Griffith在1928年用肺炎链球菌进行试验时发现了转化现象(图4-1)。有荚膜的肺炎链球菌具有毒力,属Ⅲ型,菌落为光滑型(S型),为ⅢS型菌;无荚膜的肺炎链球菌无毒力,为Ⅱ型,菌落属粗糙型(R型),为ⅡR型菌。Griffith分别用ⅡR型菌和ⅢS型菌注射给小鼠,前者存活,后者死亡,并从死鼠心血中分离到ⅢS型菌。若将ⅢS型菌加热灭活后再注射小鼠,则小鼠存活。当将杀死的ⅢS型菌与活的ⅡR菌混合后给小鼠注射,则小鼠死亡,并从死鼠心血中分离出活的ⅢS型菌。这表明活的ⅡR型菌从死的ⅢS型菌中获得了产生ⅢS型菌荚膜的遗传物质,使活的ⅡR型菌转化为ⅢS型菌。1944年,Avery用活的ⅡR型菌加上提取的ⅢS型菌DNA片段注射小鼠,同样致小鼠死亡,且从死鼠中分离到ⅢS型菌,进一步证实引起转化的物质是DNA;如应用DNA酶处理转化物质,则可破坏转化。

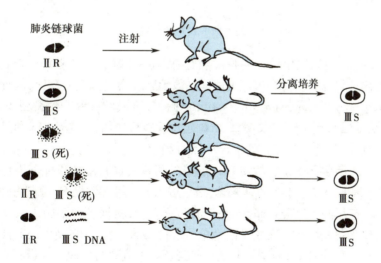

图4-1 肺炎链球菌的转化实验

转化过程中,转化的DNA片段称为转化因子,分子量需小于1×10^7,最多不超过10~20个基因。转化因子首先吸附在受体菌表面受体上,受体菌表面的核酸内切酶将供体菌的双链DNA片段切开,一条链进入受体菌,另一条链为进入提供能量。进入的供体菌DNA片段与受体菌相应DNA进行重组,重组后受体菌两条DNA链序列不同,分别进行复制。重组菌分裂后产生两个子代细胞,一个保持原受体菌的性状,另一个则因携带供体菌DNA片段而获得新的性状,成为转化型细菌。

受体菌只有处于感受态(competence)时,方能摄取转化因子。细菌感受态一般出现在

笔记

对数生长期的后期,保持时间短,约数分钟至 1 小时,故自然感受态菌株较少。可通过人工诱导细菌的感受态,将对数生长期的大肠埃希菌用低渗的氯化钙溶液处理,-80℃保存,转化时加入 DNA 片段后冰浴,移至 42℃热激 30 秒,可增加感受细胞摄取 DNA 的能力。细菌的转化已经成为分子生物学研究中非常有用的技术。

(二)接合

接合(conjugation)是指细菌通过性菌毛相互连接沟通,将遗传物质(主要是质粒 DNA)从供体菌转移给受体菌。能通过接合方式转移的质粒称为接合性质粒,主要包括 F 质粒、R 质粒、Col 质粒和毒力质粒等;不能通过性菌毛在细菌间转移的质粒为非接合性质粒。细菌通过接合可以传递毒力基因、耐药基因及代谢性基因等。

1. F 质粒(fertility plasmid) 当 F⁺菌性菌毛末端与 F⁻菌表面受体接合时,性菌毛逐渐缩短使两菌之间靠近并形成通道,F⁺菌的质粒中的一条 DNA 链断开并通过性菌毛通道进入 F⁻菌内,两菌细胞内的单股 DNA 链以滚环式进行复制,各自形成完整的 F 质粒,整个过程仅需 1 分钟。供体菌虽将 F 质粒转移但并未失去 F 质粒,而受体菌获得 F 质粒后即长出性菌毛,成为 F⁺菌(图 4-2)。通过接合,供体菌与受体菌间转移 F 质粒的频率可达 70%。

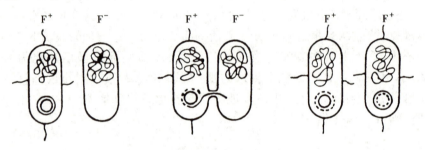

图 4-2 接合时 F 质粒的转移与复制

F 质粒进入受体菌后,能单独存在并自行复制,但有小部分 F 质粒可整合到受体菌的染色体中,与染色体一起复制。整合后的细菌能高效地转移染色体上的基因,故称此菌为高频重组菌(high frequency recombinant,Hfr)。在 Hfr 菌中,F 质粒又称为致育因子,F 质粒结合在染色体的末端。当 Hfr 与 F⁻杂交时,F 质粒起发挥转移作用,首先从 Hfr 菌染色体伸出一股 DNA 链,通过性菌毛进入 F⁻菌,整个转移需时约 100 分钟。在转移过程中,任何震动都能使转移中的 DNA 断裂而中止。故在 Hfr 转移中,可有不同长度的供体菌染色体片段进入 F⁻菌进行重组。因 F 质粒位于染色体末端,最后进入 F⁻受体菌,故 F⁻菌获得完整 F 质粒的机会很少。Jacob 应用间断交配(interrupted mating)实验,根据各种基因进入受体菌的先后画出染色体图,找出各基因在大肠埃希菌染色体上排列的序列。Hfr 菌中的 F 质粒有时会从染色体上脱离下来,终止其 Hfr 状态。F 质粒从染色体上脱离时可能会附带有染色体上相邻的几个基因,这种质粒称为 F'。

F⁺、Hfr、F'三种菌都有性菌毛,都为雄性菌。在性菌毛表面有一种雄性特异性噬菌体(male specific phage)受体,在电镜下可见相应噬菌体黏附在性菌毛表面。

2. R 质粒 细菌的耐药性除与耐药性的基因突变有关外,还与 R 质粒的接合转移等有关。1959 年在日本首先分离到抗多种药物的宋内志贺菌多重耐药株,而且耐药性的传播非常迅速,产生这种多重耐药性很难用基因突变解释。细菌对一种抗生素产生耐药性突变的频率按 10^{-6} 计算,则双重耐药的突变率应为 10^{-12},耐三种药物以上的多重耐药突变率会更小。日本学者将具有多重耐药性的大肠埃希菌与敏感的志贺菌混合培养,发现多重耐药性可由大肠埃希菌传给志贺菌,首次证明了 R 质粒的接合性传递功能。在健康人中分离的大肠埃希菌30%～50%有R质粒,而致病性大肠埃希菌90%有R质粒,而且仅在抗生素问世25年左右时就发现约40%的菌株对链霉素、氯霉素,四环素、青霉素等多种抗生素产生耐药性,提示耐药性与R质粒有关,尤其与细菌的多重耐药性关系密切。

R质粒由耐药传递因子(resistance transfer factor,RTF)和耐药决定子(resistance determinant,r-det)两部分组成。RTF的功能与F质粒相似,可编码性菌毛的产生和质粒的复制、接合和转移;r-det能编码对抗菌药物的耐药性,可带有多个不同耐药基因的转座子,如Tn9带有氯霉素耐药基因,Tn4带有氨苄西林、磺胺、链霉素的耐药基因,Tn5带有卡那霉素的耐药基因,从而使细菌产生多重耐药(图4-3)。RTF和r-det这两部分可以单独存在,也可结合在一起,但单独存在时不能发生质粒的接合性传递。RTF与r-det之间的结合与分离是通过两端的IS,r-det通过IS可与Tn两端的IS发生自由结合。

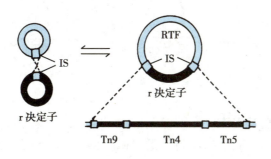

图4-3 R质粒结构

R质粒可通过细菌产生灭活抗生素的酶类、也可通过使细菌改变药物作用的靶部位或通过控制细菌细胞对药物的通透性来决定细菌耐药性。耐药质粒可通过接合方式在同种属或不同种属间传递,可以诱导非接合性耐药质粒的传递,导致耐药性的迅速传播,使耐药菌株不断增加,给感染性疾病的防控带来极大困难。

(三)转导

转导(transduction)是以转导噬菌体(transducing phage)为载体,将供体菌的一段DNA转移到受体菌内,使受体菌获得新遗传性状的过程。转导可分为普遍性转导和局限性转导。

1. 普遍性转导 毒性噬菌体和温和性噬菌体均可介导普遍性转导(generalized transduction)。噬菌体成熟装配时,在噬菌体DNA装入外壳蛋白组成新的噬菌体时,每10^5～10^7次装配会发生一次错误,且装配错误是随机的,任何供体菌的DNA片段均有可能误装入噬菌体的头部,成为一个转导噬菌体。转导噬菌体能以正常方式感染另一宿主菌,并将其头部的染色体注入受体菌内。因被包装的DNA可以是供体菌染色体上的任何部分,故称为普遍性转导(图4-4)。普遍性转导也能转导质粒,金黄色葡萄球菌中R质粒的转导在医学上具有重要意义。

转导比转化可转移更大片段的DNA,而且由于包装在噬菌体的头部受到保护,不被DNA酶降解,故比转化的效率高。普遍性转导可发生两种结果,一种是供体菌DNA片段与受体菌的染色体整合,并随染色体复制而稳定遗传,称完全转导;另一种是供体菌DNA片段游离在细胞质中,既不能与受体菌染色体整合,也不能自身复制,称流产转导(abortive transduction),后一种结果属大多数。

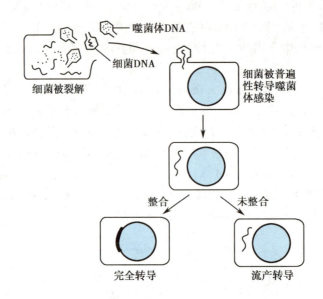

图4-4　普遍性转导模式图

2. 局限性转导　局限性转导（restricted transduction）又称为特异性转导（specialized transduction），由温和噬菌体介导，所转导的仅限于供体菌染色体上特定的基因。如 λ 噬菌体进入大肠埃希菌 K12 时，在溶原期噬菌体的 DNA 特定地整合在大肠埃希菌染色体半乳糖基因（*gal*）和生物素基因（*bio*）之间。噬菌体 DNA 从细菌染色体上分离时，会有 10^{-6} 概率发生偏差分离，带走细菌 DNA 上两侧的 gal 或 bio 基因，而将自身基因留在细菌染色体上。这样的噬菌体再次转导并将基因整合到受体菌中，使受体菌获得供体菌的某些遗传性状。由于所转导的只限于前噬菌体两侧的供体菌特定基因（如 *gal* 或 *bio*），故称局限性转导。在局限性转导中的噬菌体由于缺少某些本身的基因，因而影响其相应功能，属于缺陷性噬菌体。

（四）溶原性转换和原生质体融合

溶原性转换（lysogenic conversion）噬菌体感染细菌时，以前噬菌体形式与宿主菌染色体整合，使其成为溶原状态并获得噬菌体编码的某些性状。溶原性转换与转导相似但又不同。参与溶原性转换的温和型噬菌体不携带任何供体菌的基因，并且噬菌体是正常而完整的，而非异常情况下产生的缺陷型噬菌体。溶原转换的典型例子有：不产毒素的白喉棒状杆菌被携带编码白喉毒素基因 *tox* 的 β 棒状杆菌噬菌体侵染而发生溶原化时，会变成产白喉毒素的致病菌株。其他如 A 群链球菌的红疹毒素、金黄色葡萄球菌的 α 溶血毒素和肠毒素 A、肉毒梭菌的 C、D 毒素等均来自溶原性转换。

原生质体融合（protoplast fusion）：是利用人工方法将遗传性状不同的两个细胞的原生质体进行融合，以获得兼有双亲遗传性状的稳定重组子的过程。将两种不同细菌经溶菌酶或细胞壁合成抑制剂等处理，使之失去细胞壁后置于高渗培养基中，并保持原生质体状态。将两种细菌的原生质体混合，用聚乙二醇处理促进细胞融合。融合后的双倍体细胞染色体之间可发生基因的交换和重组，获得不同表型的重组融合体，经培养后可重新形成细胞壁，再通过遗传标志或表型筛选出重组菌。原生质体融合技术打破了微生物的种属界限，可实现远缘菌株的基因重组，使遗传物质传递更为完整，可获得更多基因重组的机会。

第四节 遗传变异在医学上的实际意义

一、在感染性疾病的诊断、治疗和预防中的应用

(一)细菌学诊断

细菌的变异可发生在形态、结构、染色性、生化特性、抗原性及毒力等方面。如金黄色葡萄球菌随着耐药性菌株的增加,绝大多数菌株所产生的色素也由金黄色变为灰白色,许多血浆凝固酶阴性的葡萄球菌也成为致病菌,给诊断和治疗带来困难。细菌在抗生素、补体等作用下失去细胞壁变为细菌 L 型,故在常规培养阴性或染色结果、生化鉴定结果与目的菌不符时应考虑细菌细胞壁缺陷型变异。从伤寒患者分离到的伤寒沙门菌中 10% 的菌株不产生鞭毛,无动力,患者也不产生抗鞭毛(H)抗体,在肥达试验时,不出现 H 凝集或 O 凝集效价很低,影响正确的判断。在临床细菌学检查中不仅要掌握细菌的典型特性,还要熟悉细菌的变异规律,才能作出正确的诊断。

(二)抗菌治疗

自抗生素应用以来,临床分离的细菌中耐药株日益增多,出现了更多的多重耐药菌株,影响到应用抗菌药物对感染性疾病的有效治疗。有些耐药质粒同时带有编码毒力的基因,使其致病性增强,这些变异的后果给疾病的治疗带来很大的困难。为此,对临床分离的致病菌,必须在细菌药物敏感试验的指导下正确选择用药,不能滥用抗生素。同时要实施耐药检测、掌握耐药谱的变化、开展耐药机制的研究,从而指导抗菌药物的选择、降低耐药性变异、控制耐药菌的扩散。

(三)传染病预防

细菌可以发生毒力变异,利用细菌的变异原理,用人工的方法减弱细菌的毒力,使其诱变成保留原有免疫原性的减毒株或无毒株,制备成预防疾病的减毒活疫苗,如卡介苗、布鲁氏菌和鼠疫耶尔森菌的减毒活疫苗等。目前可通过条件选择和基因工程技术来获得新的变异株,用以制备更理想的疫苗。如可通过定向点突变或基因重组等技术去除细菌基因毒力位点,形成遗传性变异,避免毒力回复突变的可能性。除预防性疫苗外,还可研制治疗性疫苗,为疫苗的应用拓宽了范围。

二、在测定致癌物质中的应用

一般认为肿瘤的发生是细胞的遗传物质发生了突变,而凡能诱导细菌发生突变的物质都可能是潜在的致癌物质,因此可通过细菌的变异来筛选可疑的致癌物。Ames 试验是根据能导致细菌基因突变的物质均为可疑致癌物的原理设计的。用鼠伤寒沙门菌的组氨酸营养缺陷株(his⁻)作试验菌,以被检测的化学物质作诱变剂。his⁻菌在组氨酸缺乏的培养基上不能生长,若发生突变成为 his⁺菌则可以生长。用被检测的可疑致癌物对 his⁻菌进行诱导,比较含有被检物的试验平板与不含被检物的对照平板上的菌落数,凡能提高突变率、诱导菌落生长较对照平板高出一倍的被检测物,可认为有致癌的可能。

三、在流行病学中的应用

近年来的分子生物学分析方法已被用于流行病学调查,在追踪传染源或相关基因的转移和播散等方面具有独特的优势。可利用脉冲场凝胶电泳、质粒图谱分析、PCR 产物-限制性片段多态性分析、核酸序列测定等方法对细菌进行核酸分析,从而辨别引起某一传染病暴发流行的流行菌株、确定流行菌株及基因的来源,还可确定医院感染的各种细菌的某种耐药

质粒的传播扩散情况。

四、在基因工程中的应用

基因工程（gene engineering）是一种通过基因转移和重组使细胞获得新的遗传性状的基因体外重组技术。基因工程的主要步骤是：①从供体细胞（细菌或其他生物细胞）的 DNA 上切取一段需要表达的基因，即所谓目的基因；②将目的基因连接在合适的载体（质粒或噬菌体）上；③通过载体将目的基因转移到工程菌（受体菌）内；④使受体菌大量繁殖从而获得受体菌表达的大量目的基因产物。目前通过基因工程已能应用工程菌大量生产胰岛素、生长激素、干扰素、白细胞介素和乙肝疫苗等生物制品。另外，基因工程疫苗的研制及基因工程技术治疗基因缺陷性疾病的研究等也取得了一定的进展。今后，基因工程在医学领域和生命科学中必将得到更广泛的应用。

（王 岚　张晓延）

第五章
细菌的感染与免疫

细菌的感染(bacterial infection)是指细菌侵入机体,在机体内生长繁殖、释放毒性物质引起机体不同程度病理损伤的过程。能引起宿主致病的细菌称致病菌(pathogenic bacterium)或病原菌(pathogen)。有些寄居于机体的细菌正常时不致病,但在某些特定条件下则会引起疾病,称为条件致病菌(conditioned pathogen)或机会致病菌(opportunistic pathogen),引起的感染称为机会性感染。

抗感染免疫(anti-infectious immunity)是指微生物侵入机体后,机体的免疫系统对微生物产生的免疫应答,以抑制或避免微生物对机体的致病作用。微生物对机体的抗感染免疫也会产生免疫逃逸。微生物对机体的感染与机体的抗感染免疫这一矛盾双方力量的对比,决定着疾病的发生、发展和结局。

第一节 正常菌群与机会致病菌

一、人体的正常菌群

(一)正常菌群

微生物在自然界分布广泛,在正常人体的体表及与外界相通的口腔、鼻咽腔、肠道、泌尿生殖道等腔道中,都寄居着不同种类和数量的微生物。当人体免疫功能正常时,这些微生物对人体无害,有些对人体有利,通称为正常菌群(normal flora)。机体多数组织器官在正常情况下是无菌的,机体部位常见的正常菌群偶尔少量侵入血液、组织和器官,机体的天然防御作用能迅速消灭这些细菌。

一个健康成年人全身定植的正常微生物总数高达10^{14}个,其中80%存在于肠道,种类达100种以上,厌氧菌占总数的95%以上。人体各部位存在的正常菌群见表5-1。

正常菌群可分为常居菌群和过路菌群两大类。

1. 常居菌群 常居菌群也称原籍菌群,常定居于特定部位,由相对固定的细菌组成,是正常菌群的主要成员,也是机体不可缺少的组成部分。

2. 过路菌群 过路菌群也称外籍菌群,来自周围环境,由非致病菌或潜在的致病菌组成。如果常居菌群发生紊乱,过路菌群可能在人体定植、繁殖,引起疾病。

(二)正常菌群的生理作用

1. 生物拮抗作用 指正常菌群在特定部位的定植及生长,对其他菌群产生抑制作用,是微生物群落内部的平衡机制。生物拮抗作用的主要机制是:①正常菌群与黏膜上皮细胞紧密结合,在定植处形成一层膜菌群,发挥占位性生物屏障作用,阻碍或抑制外来致病菌的定植;②正常菌群通过营养的竞争及产生的代谢产物抵制病原菌的定植或将其杀死。生物拮抗作用不仅可以使菌群内部保持性和定量上的相对稳定,还可阻止外来细菌的侵入,起

表5-1　人体各部位正常菌群分布

部位	主要微生物
皮肤	表皮葡萄球菌、类白喉杆菌、铜绿假单胞菌、非致病性分枝杆菌、丙酸杆菌、白假丝酵母菌
口腔	表皮葡萄球菌、甲型及丙型链球菌、肺炎球菌、奈瑟球菌、乳杆菌、类白喉杆菌、梭杆菌、螺旋体、白假丝酵母菌、放线菌
鼻咽腔	葡萄球菌、甲型或乙型链球菌、肺炎球菌、奈瑟球菌、类杆菌、梭杆菌
外耳道	表皮葡萄球菌、类白喉杆菌、铜绿假单胞菌、非致病性分枝杆菌 眼结膜白色葡萄球菌、结膜干燥杆菌
肠道	大肠埃希菌、产气杆菌、变形杆菌、铜绿假单胞菌、葡萄球菌、粪链球菌、类杆菌、产气荚膜梭菌、破伤风梭菌、双歧杆菌、真细菌、乳杆菌、白色念珠菌
尿道	白色葡萄球菌、类白喉杆菌、非致病性分枝杆菌
阴道	乳杆菌、大肠埃希菌、类白喉杆菌、白假丝酵母菌

到保持宿主的微生态平衡、抵抗感染的作用。抗菌药物使用不当可能会破坏这一保护作用，引起病原菌的侵入。

2. 营养作用　正常菌群能影响和参与机体的物质代谢、营养转化与合成。如肠道正常菌群能合成维生素 B 和维生素 K，被宿主吸收，促进营养物质吸收。当长期使用抗生素时，会抑制某些肠道杆菌生长，出现维生素缺乏。此外，正常菌群还参与人体的胆汁代谢、胆固醇代谢及激素转化等过程。

3. 免疫作用　正常菌群的免疫作用表现在两个方面：①作为与宿主终生相伴的抗原库，刺激宿主发生免疫应答，产生的免疫物质对具有交叉抗原组分的致病菌有一定程度的抑制和杀灭作用；②促进宿主免疫器官发育。研究发现，无菌动物免疫器官发育不良，当使之建立正常菌群后，免疫系统的发育与普通动物一样。机体抗感染的免疫力与在机体内定居的细菌抗原的刺激有密切关系，如肠道中乳杆菌和双歧杆菌能诱导分泌型 IgA 的产生，激活免疫细胞产生细胞因子，对胃肠道抗感染功能具有重要作用。

4. 抗衰老作用　研究表明，肠道正常菌群的构成和数量是不同的，与人体的发育、成熟和衰老有一定关联。如双歧杆菌在胃肠分布的数量随年龄阶段的增长而减少，而产气荚膜梭菌、大肠埃希菌等腐败细菌大量增加；到了老年肠道内双歧杆菌几乎消失，充满腐败细菌。双歧杆菌能抑制腐败菌生长，减少其代谢产物中的氨、硫化氢、吲哚及粪臭素等有害物质的生成，从而起到抗衰老作用。

5. 抑癌作用　正常菌群的抑癌作用可能是与其能将致癌物质转化为非致癌物质，激活巨噬细胞活性及提高免疫功能有关。

二、微生态平衡及失调

寄居在人体体表和与外界相通的腔道黏膜表面的不同种类和数量的正常菌群之间、这些微生物与人体之间以及与环境之间形成了一种微生态关系，正常时它们处于动态平衡状态，不引起疾病，即为微生态平衡（micro- eubiosis）。当宿主的免疫力、营养及代谢发生变化，或正常菌群的种类、数量和位置发生变化，或外界环境（理化、生物因素）发生变化，这种变化打破了微生态平衡，就会导致微生态失调（micro- dysbiosis），原来不致病的正常菌群就会引起疾病，成为条件致病菌，或称机会致病菌。

三、机会致病菌

正常菌群成为机会致病菌的常见原因有以下三方面。

1. 定居部位改变 某些细菌离开正常寄居部位,进入其他部位,脱离原来的制约因素而生长繁殖,引起疾病。如大肠埃希菌离开寄居的肠道进入泌尿道引起尿道炎、膀胱炎,或因手术进入腹腔引起腹膜炎等。

2. 机体免疫功能低下 临床应用大剂量皮质激素和抗肿瘤药物、进行放射治疗或发生某些感染等,可导致机体免疫功能低下,使正常菌群在寄居部位引起感染灶,进而穿过黏膜屏障进入组织或血液,引起感染。

3. 菌群失调(dysbacteriosis) 是指机体某部位正常菌群中各菌种间的比例发生较大幅度变化而超出正常范围的状态,由此产生的病症,称为菌群失调症或菌群交替症(microbial selection and substitution)。菌群失调时,多引起二重感染或重叠感染(superinfection),即在原发感染的治疗过程中,发生了另一种新致病菌的感染。菌群失调的发生多见于抗生素使用不当或慢性消耗性疾病等。长期大量应用广谱抗生素后,大多数敏感菌和正常菌群被抑制或杀灭,耐药菌则获得生存优势而大量繁殖,如耐药金黄色葡萄球菌引起腹泻、败血症等;对抗生素不敏感的白假丝酵母菌引起鹅口疮、阴道炎等。

第二节 细菌的致病性

病原菌能感染或引起宿主疾病的能力称致病性(pathogenicity)。病原菌的致病性是相对宿主而言,如有的只对人类有致病性,有的只对动物有致病性,有的则对人和动物都有致病性。病原菌致病性的强弱程度称为毒力(virulence),是致病性量的概念。常采用半数致死量(median lethal dose,LD50)或半数感染量(median infective dose,ID50)作为测量细菌毒力的指标,即在规定时间内,通过指定感染途径,使一定体重或年龄的某种动物半数死亡或感染所需最小细菌数或毒素量。由于是实验动物,且非自然感染,故 LD50 和 ID50 只能作为判断细菌毒力的参考。细菌的致病性,除与其毒力强弱有关外,还与侵入机体的细菌数量的多少、入侵部位以及机体的免疫力强弱密切相关。

一、细菌的毒力

细菌的毒力主要表现在两方面:一是病原菌突破宿主皮肤、黏膜等生理屏障,以及进入机体定居、繁殖和扩散的能力,称为侵袭力(invasiveness);二是毒素,即病原菌含有损害宿主组织、器官并引起生理功能紊乱的大分子物质。侵袭力和毒素,统称为毒力因子(toxic factor),也称病原菌的毒力物质。

病原菌的毒力由许多基因决定,这些基因在细菌的基因组中可以是散在的,也可以基因簇的形式存在,这些与毒力相关的基因簇又称为毒力岛(virulence island)或致病岛(pathogenicity island),其产物主要是分泌性蛋白和细胞表面蛋白等一些毒力相关物质。

(一)侵袭力

侵袭力包括荚膜、黏附素和侵袭性物质等,主要涉及菌体的表面结构和释放的胞外蛋白和酶类。

1. 黏附素 黏附是细菌致病的第一步。细菌进入宿主体内,首先要黏附于宿主的呼吸道、消化道或泌尿生殖道等黏膜上皮细胞,以抵抗黏液冲刷、细胞纤毛运动和肠蠕动等清除作用,以利于病原菌的定居。与细菌黏附有关的物质通常是存在于细菌表面的一些特殊结构和蛋白质,称为黏附素(adhesin)。宿主细胞表面有黏附素受体,一般是糖类或糖蛋白。如与大肠埃希菌 I 型菌毛结合的肠黏膜上皮细胞的 D-甘露醇受体。部分细菌的黏附素及靶细胞上黏附素受体见表5-2。

黏附素有菌毛(pili,fimbriae)和非菌毛黏附物质(afimbrial adhesin)两类:①菌毛:菌毛主要存在于革兰阴性菌,不同的细菌菌毛不同。菌毛的黏附作用具有选择性,这与宿主细胞表面的特殊受体有关。细菌通过菌毛与宿主表面相应受体相互作用使其吸附于细胞表面而定居,故有些菌毛又称定居因子;②非菌毛黏附物质:见于革兰阳性菌,如 A 群链球菌的膜磷壁酸等,它们也与宿主细胞膜上相应受体结合使细菌附于细胞。

某些黏附因子与宿主细胞表面的黏附素受体作用,可激活细胞凋亡系统,引起细胞凋亡;还可激活被黏附细胞的信号传导系统,使其释放不同种类的细胞因子,导致炎性反应性损伤。炎症损伤和细胞凋亡有利于细菌生长、繁殖和扩散。

抗特异性菌毛抗体对病原菌的感染有预防作用,如肠产毒型大肠埃希菌的菌毛疫苗已用于兽医界,预防动物腹泻。

表5-2 细菌的黏附素及黏附素受体

细菌	黏附素	靶细胞受体
	菌毛黏附素	
致腹泻大肠埃希菌	I 型菌毛	D-甘露糖
肠产毒性大肠埃希菌	定植因子抗原	GM-神经节苷脂
尿路致病性大肠埃希菌	P 菌毛	P 血型抗原
致肾盂肾炎大肠埃希菌	X-黏附素(S、M)	P 血型抗原
淋病奈瑟菌	N-甲基苯丙胺-菌毛	GD1 神经节苷脂
铜绿假单胞菌	N-甲基苯丙胺-菌毛	GM-神经节苷脂
	非菌毛黏附素	
金黄色葡萄球菌	脂磷壁酸	纤维粘连蛋白
A 群溶血性链球菌	LTA-M 蛋白复合物	纤维粘连蛋白
B 群链球菌	表面蛋白质	N-乙酰氨基葡糖
梅毒螺旋体	P1、P2、P3 蛋白	纤维粘连蛋白
衣原体	表面血凝素	N-乙酰氨基葡糖
百日咳鲍特菌	丝状血凝素(FHA)	整合素、N-乙酰氨基葡糖、肝素、硫酸糖脂
肺炎支原体	P1 蛋白	唾液酸
铜绿假单胞菌	藻酸盐	黏蛋白
淋病奈瑟菌	外膜蛋白 II	跨膜糖蛋白 CD46
幽门螺杆菌	血型抗原结合黏附素(BabA)	Lewisb 血型抗原

2. 荚膜和微荚膜 荚膜和微荚膜具有抵抗宿主吞噬细胞和体液中杀菌物质的作用。如由于荚膜多糖的存在,吞噬细胞表面的补体难以与C3b 结合而失去调理作用;荚膜多糖的存在还可抵抗抗菌抗体的作用。因此,具有荚膜及微荚膜的病原菌,易在宿主体内大量繁殖。有研究证实,将无荚膜的肺炎链球菌注射至小鼠腹腔,细菌易被吞噬细胞吞噬杀灭;若注射有荚膜的肺炎链球菌,细菌则大量繁殖,小鼠一般会在感染后的24小时内死亡。

3. 侵袭性酶类 有些病原菌能释放侵袭性胞外酶,这些酶一般不具有毒性,但可协助病原菌抵抗吞噬细胞的吞噬及向全身扩散。如致病性葡萄球菌产生的血浆凝固酶,能使血浆中的液态纤维蛋白原变为固态的纤维蛋白,纤维蛋白围绕在细菌表面,具有抗吞噬作用。A 群链球菌产生的透明质酸酶、链激酶、链道酶分别能降解结缔组织细胞间质透明质酸、溶解纤维蛋白以及液化脓液中高黏度的 DNA,利于细菌在组织中扩散。有些细菌还能产生分解 sIgA 的蛋白酶,破坏黏膜表面的特异性免疫功能,如淋病奈瑟菌、脑膜炎奈瑟菌、流感嗜血杆菌等。

4. 侵袭素 有些细菌只需定植在组织细胞表面即可引起局部感染,有些则需侵入到细胞内繁殖,并扩散到其他组织甚至全身而引起侵袭性感染。介导细菌侵袭性感染的物质称为侵袭素(invasin),如肠侵袭型大肠埃希菌质粒编码的侵袭素,能促使该菌入侵上皮细胞;福氏志贺菌某些基因编码一些侵袭蛋白,促使该菌向邻近组织扩散。

5. 生物被膜 细菌生物被膜(bacterial biofilm,BF)是由吸附于固相物体表面的细菌,以及由菌体自身分泌的多糖基质、纤维蛋白、脂质蛋白等包裹形成的被膜状细菌群落。与液相单个生长的浮游菌比,生物被膜是细菌生长过程中,为适应环境而形成的一种生存方式。生物被膜中的细菌群体在结构上和生理上的具有异质性,具有较高的耐药性和较强的免疫逃逸能力。生物被膜内的细菌之间还可进行信号传递、耐药基因和毒力基因的转移。当细菌在机体黏膜或生物医学材料,如导尿管、气管插管、人工关节、人工心脏瓣膜等材料表面形成生物被膜时,可向周围环境缓慢释放浮游菌,成为潜在的感染源,是慢性持续感染或感染反复发作的主要原因。

(二)毒素

细菌毒素(toxin)依据产生的来源、性质和作用的不同,分为外毒素(exotoxin)和内毒素(endotoxin)两种。

1. 外毒素 主要由革兰阳性菌和部分革兰阴性菌产生并释放到菌体外的毒性蛋白质。如革兰阳性菌中的破伤风梭菌、肉毒梭菌、白喉棒状杆菌,产气荚膜杆菌、金黄色葡萄球菌等;革兰阴性菌中的痢疾志贺菌、耶尔森菌、霍乱弧菌、肠产毒型大肠埃希菌,铜绿假单胞菌等。某些外毒素也可存在于菌体内,待菌溶解后释放出来,如痢疾志贺菌外毒素。

外毒素具有以下共同特征:

(1)大多数外毒素的化学成分是蛋白质:其分子结构多由 A 和 B 两个亚单位组成,A 亚单位是外毒素活性单位,决定毒性效应;B 亚单位是结合亚单位,与宿主靶细胞表面毒素受体结合,介导 A 亚单位进入细胞。外毒素多不耐热,60~80℃30 分钟可被破坏,但葡萄球菌肠毒素能耐 100℃30 分钟。

(2)毒性作用强,对组织有高度选择性:1mg 肉毒毒素纯品能杀死 2 亿只小鼠,毒性比氰化钾强 1 万倍。外毒素因对靶细胞特定受体有亲和作用,因此不同外毒素仅对特定组织、器官造成损害,引起特殊临床症状,如肉毒毒素可阻断胆碱能神经末梢释放乙酰胆碱,引起骨骼肌麻痹、眼和咽肌麻痹,引起眼睑下垂、复视、吞咽困难等。外毒素按对宿主细胞的亲和性及作用方式不同分成神经毒素(neurotoxin)、细胞毒素(cytotoxin)和肠毒素(enterotoxin)三大类(见表5-3):①神经毒素主要作用于神经细胞,通过抑制神经元释放神经递质,引起神经传导异常。神经毒素毒性强,致死率高;②肠毒素作用于肠黏膜细胞,引起肠道各种炎症、腹泻等;③细胞毒素主要作用于细胞的某些酶或细胞器,导致细胞因功能异常而死亡,引起相应组织器官的炎症或坏死。

(3)免疫原性强:外毒素是蛋白质,免疫原性强。外毒素的 B 亚单位,即结合亚单位,无毒性、免疫原性强,提纯后可作疫苗。用 0.3%~0.4% 甲醛处理一定时间,通常可改变 A 亚单位活性使之脱去毒性,但保留 B 亚单位,制成无毒的外毒素生物制品,称为类毒素(toxoid),用于人工主动免疫预防相关疾病。

表 5-3 外毒素的种类和作用机制

毒素类型	外毒素	产生菌	作用机制	疾病:症状和体征
神经毒素	痉挛毒素	破伤风梭菌	阻断上下神经元间正常抑制性神经冲动传递	破伤风:骨骼肌强制性痉挛
	肉毒毒素	肉毒梭菌	抑制胆碱能运动神经释放乙酰胆碱	肉毒中毒:肌肉松弛性麻痹
细胞毒素	白喉毒素	白喉棒状杆菌	抑制靶细胞蛋白质合成	白喉:假膜、心肌损伤、外周神经麻痹
	毒性休克综合征毒素	葡萄球菌	激活过量的 T 细胞,诱生大量细胞因子	毒性休克综合征:发热、皮疹、休克
	致热外毒素	A 群链球菌	破坏毛细血管内皮细胞	猩红热:发热、皮疹
	百日咳毒素	百日咳鲍特菌	阻断参加细胞通路调节的 G 蛋白,激活腺苷环化酶	百日咳:支气管痉挛,阵发性咳嗽
	志贺样毒素	肠出血型大肠埃希菌	抑制靶细胞蛋白质合成	出血性肠炎:血性腹泻
肠毒素	霍乱肠毒素	霍乱弧菌	激活腺苷环化酶,增高小肠上皮细胞内 cAMP 水平	霍乱:上皮细胞内水分和 Na+ 丢失、腹泻、呕吐
	肠毒素	肠产毒型大肠埃希菌	不耐热肠毒素同霍乱肠毒素,耐热肠毒素使细胞内 cGMP 增高	腹泻:同霍乱
	肠毒素	葡萄球菌	作用于呕吐中枢	食物中毒:以呕吐为主

2. 内毒素 内毒素是革兰阴性菌细胞壁中的脂多糖(lipopolysaccharide,LPS),只有当菌体裂解后才释放出来,是革兰阴性菌的主要毒力物质。螺旋体、衣原体、支原体、立克次体亦有类似的 LPS,具有内毒素活性。

内毒素具有以下共同特征:

(1)内毒素为脂多糖,其分子量大于 10 万,分子结构由三部分组成:O 特异性多糖、核心多糖和脂质 A,脂质 A 是内毒素的主要毒性成分。内毒素耐热,160℃ 2~4 小时才被破坏,用强酸、强碱、强氧化剂煮沸 30 分钟才被灭活。

(2)不同革兰阴性菌脂多糖中的类脂 A 结构虽有差异,但基本相似,对机体的生物学作用也大致相同:①发热反应:人体对内毒素的致热性很敏感,如 1~5ng/kg 伤寒沙门菌内毒素注入人体,即可引起发热。由于细菌脂多糖在自然界普遍存在,某些生物制品,如菌苗等,注入人体常并发发热反应,可能与此有关。致热反应机制是 LPS 刺激巨噬细胞、中性粒细胞、血管内皮细胞等释放 IL-1、IL-6、TNF-α 等细胞因子,这些细胞因子为内源性致热原,作用于宿主体温调节中枢下丘脑,促使体温升高,微血管扩张及炎症反应;②白细胞反应:内毒素能引起人体血液中中性粒细胞增多,此为人体对内毒素反应最敏感的指标,亚致热量(subpyrogenic dose)即可引起中性粒细胞增多。当 LPS 注入血循环后,血液中中性粒细胞数量立即骤减,伴之以粘连性增加,1~2 小时后中性粒细胞增多。前者是由于中性粒细胞移动而隐伏在组织毛细血管床内,特别是肺毛细管;后者则由于脂多糖诱生的中性粒细胞释放因子(neutrophil releasing factor)促进中性粒细胞从骨髓释放进入血流。但伤寒沙门菌内毒素感染机体,会使血流中中性粒细胞总数始终减少,其机制不明;③对补体系统的作用:细菌脂多糖及类脂A均有激活补体的能力。类脂A激发经典途径,多糖则启动替代途径。补体被激活后,最终形成的攻膜复合物可以杀伤与溶解细菌,激活过程中产生的各活化成分可发挥其促进吞噬及促进抗体中和病毒的作用。内毒素激活补体系统可增强机体防御能力,尤其内毒素不依赖抗体能启动补体活化,在革兰阴性菌感染早期、机体尚未产生抗体之前的防御机能方面有重要意义;④引起内毒素血症与内毒性休克。当病灶内或血液中病原菌释放的内毒素大量入血时,或者输入大量被内毒素污染的液体时,可导致内毒素血症,严重时可引起内毒素休克。主要机制是LPS诱生大量TNF-α,IL-1和组胺、前列腺素、激肽等血管活性介质,使全身小血管舒缩功能紊乱,造成血流循环障碍,表现为血压降低,有效循环量减少,组织器官毛细血管灌注不足,缺氧、酸中毒等,严重时可出现微循环衰竭和低血压为特征的内毒素休克;⑤出现Shwartzman现象与弥漫性血管内凝血(disseminated intravascular coagulation,DIC)。Shwartzman现象是观察内毒素致病作用时动物出现的反应,即在家兔皮内注射革兰阴性菌液,8～24小时后静脉再注射同一种或另一种革兰阴性菌的菌液,约10小时后在第一次注射的局部皮肤呈现出血和坏死的局部反应,是局部Shwartzman现象。若两次均静脉注射休克剂量的菌液,动物则出现两侧肾上腺皮质坏死,全身广泛出血,最终死亡,称全身性Shwartzman现象。在人类严重革兰阴性菌感染中常出现的DIC,其病理变化与动物全身性Shwartzman现象相同。

(3)内毒素的免疫原性较弱:细菌脂多糖为非依赖胸腺性抗原,不需T淋巴细胞的辅助,能刺激B淋巴细胞产生特异性抗体,主要为IgM,偶有IgG和IgA,内毒素不能被甲醛液脱毒制成类毒素。研究证实,应用小剂量LPS可增强机体非特异性抵抗力、增强抗感染免疫和抗肿瘤免疫作用,其作用机制可能与激活补体、免疫细胞及体液免疫系统有关,与增强网状内皮系统功能和增加佐剂活性的作用有关。

二、细菌的侵入数量与门户

1. 细菌侵入的数量　病原菌除了要有一定毒力物质外,还需有足够数量,才能导致感染的发生。而致病所需侵入宿主菌量的多少,取决于致病菌毒力的强弱和宿主免疫力的高低两方面因素。细菌毒力愈强,引起感染所需菌量愈小;反之,菌量则大。例如毒力强大的鼠疫耶尔森菌,在无特异性免疫力的机体中,有数个菌侵入就可发生感染;而毒力弱的某些引起食物中毒的沙门菌,多需摄入数亿个细菌才引起急性胃肠炎。

2. 细菌侵入的部位　具有一定毒力物质和足够数量的致病菌,必须侵入易感机体的适宜部位才能引起感染。如破伤风梭菌的芽胞进入深部创伤,在厌氧环境才能发芽;脑膜炎奈瑟菌则需经呼吸道吸入;伤寒沙门菌需经口感染等。也有一些致病菌可有多种适宜入侵部位,例如结核分枝杆菌经呼吸道、消化道、皮肤创伤等部位侵入都可以造成感染。不同致病菌有其不同的特定侵入部位,这与致病菌需要特定的生长繁殖微环境有关,也与细菌作用的靶细胞的不同有关。

第三节　宿主的抗感染免疫

人体免疫系统可以分为天然免疫(innate immunity)和获得性免疫(acquired immunity)。病原微生物侵入机体后,人体的天然免疫和获得性免疫均可被激活,以多种途径识别病原微生物,并尽可能地清除病原微生物,降低病原微生物对机体带来的损伤,这一过程称为抗感染免疫。

一、天然免疫

天然免疫又称为固有免疫,是机体在长期的进化过程中,逐渐建立起来的一系列防御病原微生物的免疫功能,作为抵抗病原微生物入侵的第一道防线,主要由解剖和生理屏障、吞噬细胞及补体等免疫成分参与。

(一)解剖和生理屏障

1. 解剖屏障　指机体组成成分所具有特定功能,能够物理性地阻挡病原体入侵。

完整的皮肤对病原菌而言是一个很难被突破的屏障。表皮层细胞更新快,可将大量的病原菌清除掉。真皮层含大量的白细胞,起防御作用。真皮层下的皮下脂肪组织可阻止病原菌入侵。

胃肠道、呼吸道及泌尿生殖道表面覆盖着黏膜,由黏膜上皮细胞构成。呼吸道和胃肠道的黏膜上皮细胞表面的纤毛摆动,呕吐、咳嗽、打喷嚏、排便可将黏膜表面的病原菌排出去。眼睛也有一个精细的上皮细胞层——结膜,隔绝眼睛与外界的直接接触。

血脑屏障由软脑膜、脉络膜、脑毛细血管和星状胶质细胞等组成,阻挡病原菌及其毒性产物从血流进入脑组织或脑脊液。婴儿的血脑屏障未发育完善,要注意防止中枢神经系统的感染。胎盘屏障由母体子宫内膜的基蜕膜和胎儿绒毛膜共同组成,可防止母体内的病原菌进入胎儿体内。

2. 生理屏障　包括机体的一些活动(如打喷嚏)或组织分泌的一些物质(如眼泪),进一步加固解剖屏障。

机体内体温过高或是胃内的 pH 太低,不利于病原菌的繁殖。定居在口腔、消化和呼吸系统的正常菌群也提供一种生理屏障,这些共生菌与病原菌竞争可用资源,从而起到排挤病原菌的效果。滥用抗生素的一个后果是机体内的正常菌群被大肆破坏,失去这一重要的生理屏障。

(二)吞噬细胞

病原微生物突破解剖和生理屏障,进入到机体后,吞噬细胞可以通过吞噬病原体来清除它们。吞噬细胞主要包括中性粒细胞、单核细胞和巨噬细胞。

1. 吞噬细胞对病原体的识别　吞噬细胞通过模式识别受体(pattern recognition receptor, PRR)识别病原微生物体内的病原相关分子模式(pathogen associated molecular pattern, PAMP),PAMP 是高度保守和重复的结构,广泛存在于各种微生物或其产物中,但是不存在于宿主细胞中。PAMP 包括细菌细胞壁上的成分脂多糖、肽聚糖和病毒 DNA、RNA 等。

模式识别受体由有限数量的胚系基因编码,进化上十分保守,其主要生物学功能是调理作用,活化补体,吞噬作用,启动细胞活化和炎性信号转导,诱导凋亡等。Toll 样受体(TLR)是主要的模式识别受体,不同的 TLR 识别不同的病原微生物结构。TLR2 识别细菌脂磷壁酸,TLR4 识别细菌脂多糖,TLR3 识别双链 RNA,TLR7 识别病毒单链 RNA。TLR 识别并与PAMP 结合之后,启动下游的信号通路,进而可导致吞噬、活化、释放炎症因子。

2. 吞噬的过程　病原微生物体内配体 PAMP 与吞噬细胞表面的受体 PRR 结合后,吞噬就启动了。受体与配体相互作用导致细胞膜内陷形成一个大的囊泡,包裹需要清除的物质,即吞噬体。如果没有这种配体-受体的结合,则吞噬细胞无法吞噬细菌。

调理素是宿主细胞来源的蛋白,它能包被到细菌的表面,从而有利于宿主细胞吞噬细菌。最常见的调理素是补体 C3b。当病原被多种类型的调理素包被时,吞噬作用的效率就更高。

吞噬细胞摄取活的细菌并将其隔离在吞噬体中,在吞噬细胞将细菌消化成大分子时必须先把细菌杀死,吞噬细胞对细菌的杀伤作用常通过对细菌成分进行氧化反应来实现。吞噬体内不稳定的化学物质能够与细菌蛋白结合,使这些蛋白质发生氧化改变蛋白质的结构,从而使细菌的功能受到损伤。吞噬体膜上的蛋白酶活化吞噬体膜上的 NADPH 氧化酶,导致强烈、快速、短时间氧气消耗,是谓"呼吸爆发"。呼吸爆发产生超氧阴离子,并进一步还原为反应性氧中间产物(ROI),如过氧化氢(H_2O_2)和游离羟基(OH^-)。吞噬细胞摄取细菌后活化也上调可诱导一氧化氮合成酶(iNOS),产生一氧化氮(NO)。NO 和呼吸爆发产生的超氧阴离子发生反应,产生有毒性的反应性氮中间产物(RIN)。ROI 和 RNI 都是潜在的氧化试剂,能干扰细菌的代谢和复制,最终导致细菌裂解。

3. 吞噬的后果 吞噬可导致病原微生物被杀死和消化,即完全吞噬,但在机体免疫力低下时,结核分枝杆菌、嗜肺军团菌和病毒等病原微生物可以被细胞吞噬却并不被杀死,这种现象称为不完全吞噬。存活在吞噬细胞中的病原微生物可随血流播散至其他的组织器官,其生长繁殖还可导致吞噬细胞的死亡。

(三)其他成分

1. 补体 补体是由 30 个左右的血清蛋白组成的复杂的功能酶系统。补体系统必须被诱导活化后才能行使其功能,在裂解细菌过程中,辅助或补充抗体的作用。补体系统通过三种途径被激活,经典途径、凝集素途径和替代途径。补体活化之后,可以产生这些功能:①裂解病原体;②调理外来病原体,促进其进入吞噬途径;③清除免疫复合物;④产生多肽复合物,在炎症反应中发挥作用。

补体激活的一个特征是放大效应。补体激活的级联反应中产生大量的产物,可以启动后续步骤的酶,导致活化分子以指数递增,可以迅速地引发大量的应答反应。补体 C3a、C5a 具有促进趋化作用,招募吞噬细胞到达感染部位;C3b、C4b 具有调理作用,促进吞噬细胞的吞噬活性;膜攻击复合物 C3b-9 溶解某些细菌和包膜病毒。

2. 溶菌酶 溶菌酶是一类广泛分布在血清、唾液、泪液、乳汁和黏膜分泌液中的碱性蛋白,能破坏革兰阳性菌细胞壁的肽聚糖,起到溶菌作用。

3. 自然杀伤细胞(NK)、γδT 细胞和自然杀伤 T 细胞(NKT) NK 细胞、γδT 细胞和 NKT 细胞是连接天然免疫和获得性免疫的细胞,它们在感染发生时应答产生快,并且对致病菌的识别具有较广泛的特异性。当这些细胞与相应的 PAMP 协同作用后,它们产生的细胞因子能激活天然免疫和获得性免疫。NK 细胞和 γδT 细胞能介导感染细胞的裂解,直接参与对某些病原体的天然防御。

天然免疫以广泛特异性的方式应对细菌感染,它处理机体每天遇到的大多数的细菌感染。当天然免疫功能受损,或者不足以应对感染时,就需要获得性免疫系统发挥功能。

二、获得性免疫

获得性免疫包括体液免疫和细胞免疫两大类,分别由 B 细胞和 T 细胞介导。

(一)体液免疫

体液免疫在抗细菌感染中占据极为重要的地位,其效应分子是抗体(antibody)。

1. 对于胞外细菌而言,抗体可对之进行有效的杀伤 细菌胞壁上的多聚糖具有 Ti 抗原,诱导 B 细胞活化,其他的细菌成分含有 Td 抗原,诱导以 Th2 反应为主的 B 细胞的抗菌反应。

中和性 IgM 抗体与较小的 IgG 抗体通过与细菌发生中和反应,阻止细菌与宿主细胞表面结合。抗体可发挥调理素的作用,将细菌包被,使其表面表达 Fc,从而特异地与吞噬细胞表面的 FcR 结合,被吞噬细胞吞噬。中和细菌毒素的抗体称为抗毒素。抗体与病原体或被感染的宿主细胞结合,通过经典途径活化补体,有助于补体系统发挥作用,溶解靶细胞。IgG 上的 Fc 段与 NK 细胞上 Fc 受体结合,促进 NK 细胞的细胞毒作用,裂解细菌感染的靶细胞。

2. 对于胞内菌而言,抗体也有重要作用　被感染的宿主细胞死亡时释放细菌组分可激活 B 细胞,产生中和性抗体。这些抗体可与刚刚进入宿主的细菌结合,或者与释放到细胞外的细菌结合,从而阻止细菌进入细胞内。

(二) 细胞免疫

细胞免疫由 T 细胞介导,其效应细胞主要是细胞毒性 T 细胞(cytotoxic T lymphocyte,CTL)和辅助型 T 细胞 Th1 细胞。

1. CTL 细胞对解决细胞内感染起着关键作用　当细菌在细胞内复制,细菌的蛋白成分经过抗原加工途径,由 MHC Ⅰ 类分子提呈给 T 细胞识别。T 细胞受抗原刺激后,活化、增殖、分化为 CTL。CTL 通过分泌肿瘤坏死因子(tumor necrosis factors,TNF)、γ-干扰素(interferon γ,IFN-γ)和具有直接抗菌活性的颗粒组分来清除靶细胞。

2. Th1 细胞对于胞内细菌感染有重要的作用　细菌抗原与 MHC Ⅱ 类分子结合,递呈给 Th1 细胞。活化的 Th1 细胞所分泌的白细胞介素-2(interleukin-2,IL-2)能维持 CTL 的活化,并且其分泌的 IFN-γ 是巨噬细胞活化所必需。活化的巨噬细胞产生大量的 ROI 和 RNI,有效杀伤几乎所有的胞内细菌。如果细菌仍然具有抗性,超活化的巨噬细胞会继续参与肉芽肿的形成来抑制这种威胁。

3. 肉芽肿的形成　当胞内病原细菌能够抵抗 CTL 细胞和巨噬细胞的杀伤作用时,机体会将病原细菌隔离在被感染的巨噬细胞中,形成一种包绕在感染巨噬细胞周围的肉芽肿的细胞结构。肉芽肿的持续存在是疾病转为慢性的信号。

(三) 黏膜与表皮免疫

大部分细菌通过皮肤和黏膜进入机体。黏膜与表皮免疫系统属于局部免疫系统。

1. 黏膜免疫　包括诱导场所和效应场所,诱导场所指初次遭遇抗原并启动免疫应答的特定黏膜区域,如小肠中的淋巴样结构,潘氏小结、阑尾、弥散的集合淋巴细胞等;鼻咽部的扁桃体;支气管上皮。效应场所指黏膜 T 细胞、B 细胞在既定的诱导区域活化后所产生的效应淋巴细胞分配至的黏膜特定区域(如外分泌腺体)。黏膜免疫系统的免疫反应通常是产生溶解性的 IgA 而不是炎症反应,从而避免相对脆弱的黏膜被破坏。

2. 表皮免疫系统　包括表皮和真皮中弥散的抗原递呈细胞和 T 细胞。角质细胞提供了第一道物理屏障并且分泌促炎因子和趋化因子,激活吞噬细胞和朗格汉斯细胞。被后者捕获的细菌抗原可以激活表皮记忆 T 细胞,激发后续的免疫反应。随着 T 细胞的激活,越来越多的促炎因子被释放,引起进行性的破坏性反应。

第四节　感染来源与感染类型

一、感染的来源

感染源是感染发生的前提条件。根据细菌感染源的不同,感染分为外源性感染和内源性感染。

(一) 外源性感染和内源性感染

1. 外源性感染(exogenous infection)　外源性的细菌感染,其细菌来自宿主体外,一般是由毒力较强的病原细菌引起。这些病原细菌主要来自:

(1)患者:患者是病原菌的主要来源,患者感染后从潜伏期到恢复期均可能成为传染源。患者传播病原菌的途径包括与他人直接接触,媒介(如毛巾、餐具等)传播,粪便、唾液、痰等排泄分泌物传播。一般认为在感染初期,患者的传染性最强,故及时对患者进行诊断、隔离、治疗是控制外源性细菌感染最为关键的措施。

（2）带菌者:有些人被病原菌感染之后不表现出临床症状,或者症状轻微,未被感染者自己发现,因而成为带菌者。这些带菌者由于没有临床症状,不易被人们察觉,因此是很重要的传染源,其危害性往往超过患者。

（3）病畜及带菌动物:动物是多种病原菌的天然宿主,病原菌可由动物传染至人引起疾病,如鼠疫、炭疽。例如师生在做动物实验时接触带菌的羊、猪而群体性感染了布鲁斯菌。

2. 内源性感染（endogenous infection） 指感染源来自患者自身体内或体表的细菌。这些细菌多以人体为自然宿主,一般情况下不引起疾病;当人体的抵抗力、免疫功能下降之后,这些细菌可能会引起感染症状。抵抗力下降的原因包括过量使用抗生素,使用免疫抑制剂,使用抗肿瘤药物,年老体衰等。对于这些人群要特别注意防止内源性感染。

（二）细菌感染的传播途径

1. 呼吸道传播 许多细菌可以从患者、带菌者的痰、唾液中播散出去,气溶胶、空气飞沫、尘埃可能携带、传播这些细菌,进入他人的呼吸道。如链球菌、结核分枝杆菌是经呼吸道传播。养成良好的卫生习惯、保持公共场所的良好通风体系是降低呼吸道传播的有力举措。

2. 消化道传播 有些细菌从消化道（如口腔）进入,再从消化道（如以粪便方式）排出。粪便有可能污染食物、饮用水等,进而传播给新的人宿主。这些细菌的特点是能抵抗胃酸、胆汁、肠液等的作用,如肠道埃希细菌、沙门菌。对粪便的安全处理是预防消化道传播的关键。

3. 性传播 某些病原微生物可通过性行为方式传播,提倡安全的性行为可预防此类传染性疾病的流行。

4. 皮肤黏膜损伤传播 刀伤、烧伤、动物咬伤等造成的皮肤黏膜损伤,有利于病原菌入侵,引起细菌化脓性感染。如致病性葡萄球菌、链球菌、破伤风梭菌等。

5. 动物媒介传播 蚊虫叮咬可传播细菌,如鼠蚤传播的鼠疫耶尔森菌,虱传播的流行性斑疹伤寒立克次体。

6. 混合型的传播途径 细菌可以通过多种途径传播而引起感染,如结核分枝杆菌可经过呼吸道、消化道、皮肤黏膜损伤而侵入人体。

二、感染的类型

细菌感染带来的后果由病原菌和宿主两方面因素决定,根据患者的临床表型,可将细菌感染分为以下类型:

（一）隐性感染（亚临床感染）

如果侵入体内的病原菌数量不多、毒性弱,而机体的免疫功能正常时,细菌感染后对机体造成的损害较轻,此时,机体可能不出现明显的临床症状,称为隐性感染（inapparent infection）或亚临床感染（subclinical infection）。隐性感染后,机体获得针对该细菌的免疫力,下次再感染同种细菌时具有抵抗力。在传染病流行过程中,被细菌感染的人群中约90%属于隐性感染。结核、伤寒、白喉常有隐性感染。

（二）显性感染

如果侵入体内的病原菌数量多、毒性强,而机体的免疫功能低下时,细菌感染后对机体造成的损害较重,此时机体出现明显的临床症状和体征,称为显性感染（apparent infection）。

显性感染可分为急性感染（acute infection）和慢性感染（chronic infection）。急性感染发病急,病程较短,数日或数周。病愈后,致病菌被机体排除。导致急性感染的细菌有霍乱弧菌、肠产毒性大肠埃希菌等。慢性感染病程较长,数月甚至数年。结核分枝杆菌常导致慢性感染。慢性感染对大众健康造成的影响远甚于急性感染，同时也消耗大量的临床资源，应引起卫生人员的高度重视。急性感染可以转成慢性感染，慢性感染在特定情况下可出现急性症状。

显性感染也可分为局部感染（local infection）和全身感染（systemic infection）。前者指感染局限在机体的一定部位，例如化脓性球菌引起的疖、痈。局部感染在特定条件下可转成全身感染。全身感染指致病菌或其代谢毒产物在全身播散，引起全身症状，临床上常见的全身感染有：

1. 毒血症（toxemia） 致病菌只在机体的局部生长繁殖，不进入血循环，但是细菌产生的外毒素进入血液，经血循环到达全身组织和细胞，引起特殊的毒性症状，如白喉等。

2. 内毒素血症（endotoxemia） 革兰阴性细菌侵入血流并在血液中大量繁殖，释放大量内毒素，导致内毒素血症。

3. 菌血症（bacteremia） 致病菌侵入血液，但未在血液中生长繁殖，通过血循环到达适宜部位后再进行繁殖而致病。

4. 败血症（septicemia） 致病菌侵入血液并在血液中大量繁殖，产生毒素，引起全身中毒症状，高热、皮肤黏膜瘀斑、肝脾肿大。

5. 脓毒血症（pyemia） 化脓性病菌侵入血液后在血液中大量繁殖，通过血循环扩散至机体内的其他部位，产生新的化脓性病灶。

（三）带菌状态

致病菌在造成显性或隐性感染后仍在机体内停留较长时间，宿主的免疫力尚无法将其完全清除，称为带菌状态，该宿主称为带菌者。带菌者没有临床症状，可间歇性地排出病菌，是重要的传染源。

（**杨维青 晏 群**）

第六章
细菌的分类及命名

第一节　细菌的分类单位、分类系统和命名

细菌广泛存在于自然界中,种类繁多,性状各异,而且不断进化和发展。人类出于认识自然的需要,对包括细菌在内的各种生物进行了分类和命名,并已形成了既定的体系和公认的准则。细菌分类学(Bacterial taxonomy)是对细菌进行分类(classification)、命名(nomenclature)与鉴定(identification)的一门学科。任务是在全面了解细菌生物学特性的基础上,研究它们的种类,探索其起源、演化以及与其他类群之间的亲缘关系,进而提出能反映自然发展的分类系统,并将细菌加以分门别类。细菌的分类是根据细菌各自的特征,并按照亲缘关系分类,以不同等级编排系统。细菌命名是在分类基础上,给每种细菌一个科学名称,在实践中便于交流并保证所有的科研工作者以同样方式给予细菌命名。细菌鉴定是将未知细菌按分类原则放入系统中某一适当位置和已知细菌比较其相似性,用对比分析方法确定细菌的分类地位。若与已知细菌相同即采用已知菌的名称,不同者则按命名原则确定一个新名称。

一、细菌的分类单位

细菌学分类的基本方法也来源于林奈分类系统(Linnaean system),随着方法学的发展,细菌的分类不断完善而且更加科学,目前国际上普遍采用伯杰(Bergey)分类系统对细菌进行分类。细菌学分类单位依次为域(Domain)、门(Phylum)、纲(class)、目(order)、科(family)、属(genus)、种(species)。每个分类阶元下还可以有亚级,如亚域(subdomain)、亚门(subphylum)、亚纲(subclass)、亚目(suborder)、亚科(subfamily)、亚属(subgenus)、亚种(subspecies)等。临床上最常用的分类单位是科、属、种,种是分类等级的基本单元。目前最能被接受的界定种的指标是总 DNA 的相似性,对大多数已确定为同一种的菌株间的分析表明,它们之间的 DNA 同源性均高于70%。因此细菌系统学方法调解委员会建议"一个种所包含的菌株间的 DNA 同源性应高于70%或 ΔTm 值低于5℃"。

现以大肠杆菌(种)为例对上述分类单元进行例证。根据2004年第9版的伯杰氏细菌鉴定手册,大肠杆菌(种)属于细菌域(Bacteria)、变形菌门(Proteobacteria)、γ-变形菌纲(Gammaproteobacteria)、肠杆菌目(Enterobacteriales)、肠杆菌科(Enterobacteriaceae)、埃希菌属(*Escherichia*)中的一个种,全称为大肠埃希菌(*Escherichia coli*)。

同一菌种的各个细菌,虽特性基本相同,但在某些方面仍有一定差异,差异较明显的称亚种,差异小的则为型(type)。例如可根据其抗原性不同而分为不同的血清型(serotype);对噬菌体敏感性不同而分为不同的噬菌体型(phage-type);生化反应和其他某些生物学特性不同而分为不同的生物型(biotype)。群和组不是正式分类单位,是泛指具有某种共同特性的某个群体。

笔记

由不同来源分离的同一种、同一亚种或同一型的细菌,称为株(strain)。株是从一次单独分离物的单个原始菌落传代的纯培养物,例如从 10 个肺结核患者的痰液中分离出的 10 株结核分枝杆菌。具有某种细菌典型特征的菌株称为模式菌(type strain),它是该种菌株的参比菌株。在细菌的分类,鉴定和命名时以模式菌为依据,也可作为质量控制的标准。

二、细菌的分类系统

目前国际上普遍采用伯杰(Bergey)分类系统,《伯杰氏鉴定细菌学手册》(Bergey's Manual of Determinative Bacteriology)自 1923 年第 1 版问世以来,每隔四五年修订一次,至 1994 年已发行了 9 版。从 1974 年的第 8 版开始,已经成为国际上最具权威性的细菌分类系统专著。1984 其易版为《伯杰氏系统细菌学手册》(Bergey's Manual of Systematic Bacteriology)(第 1 版),以细菌细胞壁的结构特点,将原核生物分为四个菌门:薄壁菌门(Gracilicutes)、厚壁菌门(Firmicutes)、软壁菌门(Tenericutes)和疵壁菌门(Mendosicutes)。

最新出版的《伯杰氏系统细菌学手册》(第 2 版,2004 年)其分类体系按 16S rRNA 的系统发育关系进行编排,按照细菌的门、纲、目、科、属进行分类,反映了细菌分类从人为的按表型分类体系向自然的分类体系转变所发生的变化。将原核生物分为 5 卷,30 组。内容大致安排如下:第一卷:1~14 组,包括古生菌、蓝细菌、光合细菌和最早分支的属;第二卷:15~19 组,包括变形杆菌(属革兰阴性真细菌类);第三卷:20~22 组,包括低 G+C 含量的革兰阳性细菌;第四卷:23 组,包括高 G+C 含量的革兰阳性细菌(放线菌类);第五卷:24~30 组,包括浮霉状菌、螺旋体、丝杆菌和梭杆菌。与医学有关的主要细菌见表 6-1。

在临床上也有采用 CDC(美国疾病控制和预防中心)分类系统,使用核酸杂交和核酸序列分析结果编排,包括有细菌的鉴定以及细菌分类资料。

表 6-1　与医学有关的细菌

科	属	主要致病菌
螺旋体科(Spirochaetaceae)	密螺旋体属(Treponema)	苍白密螺旋体(T. pallidum)
		品他密螺旋体(T. carateum)
	疏螺旋体属(Borrelia)	伯氏疏螺旋体(B. burgdorferi)
		回归热疏螺旋体(B. recurrentis)
钩端螺旋体科(Leptospiraceae)	钩端螺旋体属(Leptospira)	问号钩端螺旋体(L. interrogans)
		鲍氏钩端螺旋体(L. borgpetersenii)
布鲁菌科(Brucellaceae)	布鲁菌属(Brucella)	羊布氏菌(B. melitensis)
		牛布氏菌(B. abortus)
		猪布氏菌(B. suis)
		犬布氏菌(B. canis)
立克次体科(Rickettsiaceae)	立克次体属(Rickettsia)	普氏立克次体(R. prowazekii)
		斑疹伤寒立克次体(R. typhi)
	东方体属(Orientia)	恙虫病东方体(O. tsutsugamushi)
无形体科(Anaplasmataceae)	埃立克体属(Ehrlichia)	
巴通体科(Bartonellaceae)	巴通体属(Bartonella)	汉赛巴通体(B. henselae)

续表

科	属	主要致病菌
奈瑟菌科（Neisseriaceae）	奈瑟菌属（Neisseria）	脑膜炎奈瑟菌（N. meningitidis）
		淋病奈瑟菌（N. gonorrhoeae）
产碱菌科（Alcaligenaceae）	产碱菌属（Alcaligenes）	
	鲍特菌属（Bordetella）	百日咳鲍特菌（B. pertussis）
螺菌科（Spirillaceae）	螺菌属（Spirillum）	
柯克斯体科（Coxiellaceae）	柯克斯体属（Coxiella）	贝纳柯克斯体（C. burnetii）
军团菌科（Legionellaceae）	军团菌属（Legionella）	嗜肺军团菌（L. pneumophila）
假单胞菌科（Pseudomonadaceae）	假单胞菌属（Pseudomonas）	铜绿假单胞菌（P. aeruginosa）
莫拉菌科（Moraxellaceae）	莫拉菌属（Moraxella）	
弗朗西斯菌科（Francisellaceae）	弗朗西斯菌属（Francisella）	土拉弗氏菌（F. tularensis）
肠杆菌科（Enterobacteriaceae）	埃希菌属（Escherichia）	大肠埃希菌（E. coli）
	志贺菌属（Shigella）	痢疾志贺菌（S. dysenteriae）
		福氏志贺菌（S. flexneri）
		鲍氏志贺菌（S. boydii）
		宋内志贺菌（S. sonnei）
	沙门菌属（Salmonella）	伤寒沙门菌（S. typhi）
		副伤寒沙门菌（S. paratyphi）
		鼠伤寒沙门菌（S. typhimurium）
		猪霍乱沙门菌（S. choleraesuis）
		肠炎沙门菌（S. enteritidis）
	克雷伯菌属（Klebsiella）	肺炎克雷伯菌（K. peneumoniae）
	变形杆菌属（Proteus）	
	普罗威登斯菌属（Providencia）	
	耶尔森菌属（Yersinia）	鼠疫耶氏菌（Y. pestis）
		小肠结肠炎耶氏菌（Y. enterocolitica）
		假结核耶氏菌（Y. pseudotuberculosis）
弧菌科（Vibrionaceae）	弧菌属（Vibrio）	霍乱弧菌（V. cholerae）
		副溶血性弧菌（V. parahemolyticus）
巴斯德氏菌科（Pasteurellaceae）	巴氏菌属（Pasteurella）	多杀巴氏菌（P. multocida）
	嗜血杆菌属（Haemophilus）	流感嗜血杆菌（H. influenzae）
弯曲菌科（Campylobacteraceae）	弯曲菌属（Campylobacter）	空肠弯曲菌（C. jejuni）
螺杆菌科（Helicobacteraceae）	螺杆菌属（Helicobacter）	幽门螺杆菌（Helicobacter pylori）
拟杆菌科（Bacteroidaceae）	类杆菌属（Bacteroides）	脆弱类杆菌（B. fragilis）
梭杆菌科（Fusobacteriaceae）	梭杆菌属（Fusobacterium）	坏死梭杆菌（F. necrophorum）

笔记

科	属	主要致病菌
衣原体科（Chlamydiaceae）	衣原体属（*Chlamydia*）	沙眼衣原体（*C. trachomatis*） 鹦鹉热衣原体（*C. psittaci*） 肺炎衣原体（*C. pneumoniae*）
氨基酸球菌科 （Acidaminococcaceae）	韦荣球菌属（*Veillonella*）	
消化链球菌科 （Peptostreptococcaceae）	消化链球菌属 （*Peptostreptococcus*）	
梭菌科（Clostridiaceae）	梭菌属（*Clostridium*）	破伤风梭菌（*C. tetani*） 产气荚膜梭菌（*C. perfrimgens*） 肉毒梭菌（*C. botulinum*） 艰难梭菌（*C. difficile*）
肠球菌科（Enterococcaceae）	肠球菌属（*Enterococcus*）	
链球菌科（Streptococcaceae）	链球菌属（*Streptococcus*）	化脓性链球菌（*S. pyogenes*） 无乳链球菌（*S. agalactiae*） 肺炎链球菌（*S. pneumoniae*）
葡萄球菌科（Staphylococcaceae）	葡萄球菌属（*Staphylococcus*）	金黄色葡萄球菌（*S. aureus*）
芽胞杆菌科（Bacillaceae）	芽胞杆菌属（*Bacillus*）	炭疽芽胞杆菌（*B. anthracis*） 蜡样芽胞杆菌（*B. cereus*）
李斯特氏菌科（Listeriaceae）	李斯特菌属（*Listeria*）	产单核细胞李氏菌（*L. monocytogenes*）
丹毒丝菌科 （Erysipelothrichaceae）	丹毒丝菌属（*Erysipelothrix*）	
支原体科（Mycoplasmataceae）	支原体属（*Mycoplasma*）	肺炎支原体（*M. pneumoniae*） 人型支原体（*M. hominis*） 生殖器支原体（*M. genitalium*） 穿透支原体（*M. penetraus*）
	脲原体属（*Ureaplasma*）	溶脲脲原体（*U. urealyticum*）
放线菌科 （Actinomycetaceae）	放线菌属（*Actinomyces*）	衣氏放线菌（*A. israelii*） 牛放线菌（*A. bovis*） 内氏放线菌（*A. naeslundii*） 黏液放线菌（*A. viscous*） 龋齿放线菌（*A. odontolyticus*）
棒杆菌科（Corynebacteriaceae）	棒状杆菌属（*Corynebacterium*）	白喉棒状杆菌（*C. diphtheriae*）

续表

科	属	主要致病菌
分枝杆菌科（Mycobacteriaceae）	分枝杆菌属（*Mycobacterium*）	结核分枝杆菌（*M. tuberculosis*） 麻风分枝杆菌（*M. laprae*） 鸟-胞内分枝杆菌（*M. avium- intracellulare*）
诺卡氏菌科（Nocardiaceae）	诺卡菌属（*Nocardia*）	星形诺卡菌（*N. asteroids*） 豚鼠诺卡菌（*N. caviae*） 巴西诺卡菌（*N. brasiliensis*）

三、细菌的命名

细菌科学名称（学名）的命名法采用拉丁词的"双名法"（binominal nomenclature），具备拉丁化文字形式和明确分类单位的两个特点，即由一个属名和一个种名构成。属名在前，是名词，首字母大写；种名在后，是形容词，用小写；两者均用斜体表示。细菌学名的中文译名则种名在前，属名在后。例如：*Mycobecterium tuberculosis*（结核分枝杆菌），*Salmonella typhi*（沙寒沙门菌）。属名也可用第一个字母代表，如 *M. tuberculosis*，*S. typhi*。有时泛指某一属细菌而不特指其中的某个菌种，可在属名之后加上 *sp.*，如 *Salmonella* sp.，即表示沙门菌属细菌（sp. 代表菌种 species，复数用 spp.）；如果使用 1 个亚种的名称，则在种名后再加亚种名，如 *Klesbsiella penumomae subspecies pneumomae*。

第二节 细菌的分类方法

细菌的形态、染色以及细菌的特殊结构是最早和最基本的分类依据。目前，以生理生化学作细菌分类的广泛采用方法有两种，即传统分类法和数值分类法；以细菌大分子物质（核酸、蛋白质）结构的同源程度进行分类法，称遗传学分类法。

一、生理学与生物化学分类法

最早的分类依据是按照细菌的形态、染色以及特殊结构分类。目前，以生理生化学作为细菌分类的方法有两种，即传统分类法和数值分类法。

1. 传统分类法 19 世纪以来，以细菌的形态、生理特征为依据的分类奠定了传统分类的基础，它选择一些较为稳定的生物学特性，如形态结构、染色性、培养特性、生化反应、抗原性作为分类依据，然后按主次顺序逐级区分。这种方法使用方便，分类亦较为明确，但往往带有一定程度的主观性。

2. 数值分类法 20 世纪 60 年代，随计算机的应用而发展的分类方法。它对细菌的各种生物学性状按"等重要原则"进行分类，一般选用 50 项以上的生理生化指标分别进行比较，通过计算机分析各细菌间的相似度（一般种的相似度 >80%），划分属和种，并确定亲缘关系。

二、遗传学分类法

按照细菌的核酸、蛋白质等组成的同源程度分类为细菌遗传学分类。在数值分类的基础上,引入较稳定的基因型细菌分类法,包括 DNA 碱基组成(G + C)mol% 分析、核酸同源性分析、核蛋白体 RNA 碱基序列测定和 16S rRNA 基因(16S rDNA)序列分析,比较其同源程度,其中 16S rRNA 在进化过程中保守、稳定、很少发生变异,是种系分类的重要依据。

1. DNA 碱基组成(G + C)mol% 分析(图 6-1) DNA 分子两条链上 4 种碱基的总分子量为 100,测定其中 G + C 或 A + T 摩尔百分比,能反映出细菌间 DNA 分子同源程度,习惯上以 G + C 作为细菌分类标记。细菌 GC 含量在 25% ~ 75% 之间,在种内相差 ≤3% ,属内相差 ≤10% 。因此同一种细菌(G + C)mol% 相当稳定,不受菌龄、培养条件和其他外界因素影响,亲缘关系越近的细菌,它们(G + C)mol% 越相近。

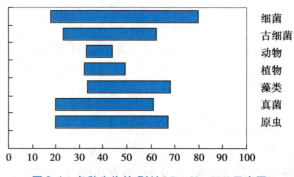

图 6-1 各种生物的 DNA(G + C)mol%示意图

2. 核酸同源值测定 同一种细菌的(G + C)mol% 固然应该相同,但(G + C)mol% 相同的却并不一定是同一细菌。因为(G + C)mol% 不能反映其碱基的序列。精确的办法是利用 DNA 分子杂交技术测定 DNA 分子的相似度。其步骤是先提取 DNA,加热变性解链,然后将两种变性的 DNA(其中一种为标记 DNA 或 rRNA)混合液在一定的温度下保温复性,重新得到杂交的双螺旋 DNA 分子,鉴定其双螺旋结合率,结合率大小反映 DNA 碱基序列相似程度和菌种间的亲缘关系。DNA/DNA 杂交时,同一菌的结合率为 100% ,80% ~ 90% 的同源为同种内、同亚种的细菌,60% ~ 70% 的同源性为同种内不同亚种的细菌,20% ~ 60% 则认为是同属中的不同菌种。

3. 核蛋白体 RNA 碱基序列测定 细菌核蛋白体 RNA(rRNA)序列比较保守,其变化十分缓慢。分离提取细菌 16S rRNA,用 T1 核酸酶消化,分析寡核苷酸的碱基序列可测出 rRNA 的相关性。绘制各类群关系和树状谱,从而确定种系的发生关系。另一种研究核蛋白体 RNA 碱基序列的方法是 rRNA-DNA 杂交,其基本原理和 DNA-DNA 杂交方法相同,只是最后的结果表示方法不同,常用于两个有差距的微生物间测定,例如用 rRNA-DNA 杂交将假单胞菌属至少可分成 5 群 rRNA 同源群。

4. 16S rRNA 基因(16S rDNA)序列分析 分离提取细菌染色体 DNA,利用 PCR 方法扩增细菌 16S rDNA 基因,再将 PCR 扩增产物与特定的质粒连接后进行克隆测序或用 PCR 产物直接测序。目前细菌 16S rDNA 已经成为细菌系统分类的主要依据之一。

（岳 丹 董晓晖）

第七章

病 毒 学

病毒(virus)是一类个体微小、结构简单、只含一种类型核酸(DNA 或 RNA)、严格活细胞内寄生以复制方式增殖的非细胞型微生物。

其主要特征有:①体积微小,可通过细菌滤器,人、动物、植物、真菌及细菌都比病毒体积大且均可作为病毒的宿主,病毒需借助电子显微镜才能观察到;②结构简单,具有核酸和保护其不被核酸酶破坏的蛋白衣壳,但无完整的细胞结构;③一种病毒仅含一种类型核酸(DNA 或 RNA);④专性寄生:缺少编码线粒体和核糖体的基因,缺乏产生能量的酶系统,没有核糖体;因此必须进入活细胞后,根据病毒核酸指令,利用宿主原料、酶等物质,依靠宿主细胞大量复制病毒子代;⑤以复制方式增殖;⑥对抗生素不敏感,但对干扰素敏感。

病毒种类繁多,包括动物病毒、植物病毒和细菌病毒(噬菌体),在医学微生物中占有十分重要的地位。在微生物引起疾病中,由病毒引起的约占75%。常见病毒性疾病有流行性感冒、病毒性肝炎(如乙型肝炎)、艾滋病、脊髓灰质炎(俗称小儿麻痹症)、水痘、带状疱疹等。病毒引起的疾病有些传染性强、流行广泛,死亡率高,后遗症严重,而且有效药物少,临床治疗比较困难。除急性感染外,有些病毒还可引起持续性感染,还与肿瘤和自身免疫性疾病密切相关。一些过去认为的非传染性疾病如糖尿病、高血压、老年痴呆症、肿瘤等,现发现也与病毒有关,因此病毒已成为多学科关注的热点。此外,目前还发现比病毒更小的一类传染因子,如朊粒(prion),可引起牛海绵状脑病(bovine spongiform encephalopathy,俗称疯牛病)、克雅病(Creutzfeld-Jakob disease,CJD)、库鲁病(Kuru)等,给人类健康和经济带来极大危害。近几年来,新现和再现病毒的感染和生物安全已成为全球性重大问题。研究病毒生物学性状、致病机制与免疫应答,对于控制病毒感染性疾病发生发展有重要意义,是医学微生物学的重要任务。

第一节 病毒的基本性状

一、病毒的形态与结构

病毒虽然体积微小,但有其典型形态和结构。病毒在细胞外的存在形式,具有典型形态结构和感染性的完整病毒颗粒(viral particle),称为病毒体(virion)。病毒体的大小、形态和结构可以通过电镜观察(磷钨酸复染技术)、分级超过滤技术、超速离心沉降法及 X 线晶体衍射技术来研究。

(一)病毒的形态

1. 病毒的大小 病毒的大小(图7-1)是指病毒体的大小,测量单位为纳米(nanometer,nm)。各种病毒大小相差很大,一般介于 20~250nm 之间,据此将病毒分为大、中、小三型,大型病毒(如牛痘苗病毒)约200~300nm,光学显微镜下勉强可见;中型病毒(如流行性感冒病毒、疱疹病毒)约80~160nm;小型病毒(如鼻病毒、脊髓灰质炎病毒)仅20~30nm。

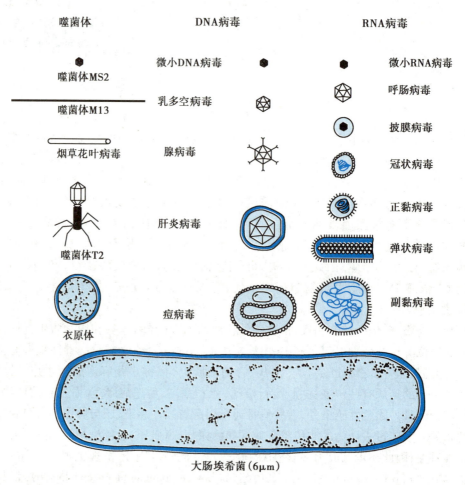

图7-1 病毒的大小与形态

2. 病毒的形态 通过电镜观察有五种形态(图7-1)。

(1)球形(sphericity):大多数人类和动物病毒为球形或近似球形,如脊髓灰质炎病毒、疱疹病毒及腺病毒等。

(2)杆形(rhabditiform)或丝形(filament):多见于植物病毒多呈杆状或丝状,如烟草花叶病病毒等。人类某些病毒(如流感病毒)有时也可形成丝形。

(3)弹形(bullet-shape):形似子弹头,如狂犬病病毒等,其他多为植物病毒。

(4)砖形(brick-shape):如痘病毒(无花病毒、牛痘苗病毒等)。其实大多数呈卵圆形或"菠萝形"。

(5)蝌蚪形(tadpole-shape):由一卵圆形的头及一条细长的尾组成,如噬菌体。

但某些病毒的形态则是多形性的,如正黏病毒(orthomyxoviridae),有球形、丝状和杆状。

(二)病毒的结构

病毒在形态和大小方面虽有很大差异,但其结构却有共同之处。病毒的结构可分为基本结构和辅助结构(图7-2)。

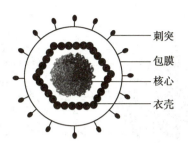

刺突
包膜
核心
衣壳

图 7-2 病毒的结构示意图

病毒基本结构包括核心(core)和衣壳(capsid),二者构成核衣壳(nucleocapsid),最简单的病毒就是裸露的核衣壳,如脊髓灰质炎病毒等。有些病毒在衣壳外尚有包膜或衣壳外有突出物(包膜子粒或刺突),称为辅助结构,据此可以把病毒分为有包膜病毒和无包膜病毒(又称裸病毒)。

1. 基本结构

(1)核心(core):病毒体的内部为核酸(DNA 或 RNA),称之为核心,构成病毒的基因组(genome)。某些病毒还含有少量功能性蛋白质(非结构蛋白),是病毒增殖中所需的功能蛋白,如病毒核酸聚合酶、转录酶或逆转录酶等。

一种病毒只含有一种类型核酸(DNA 或 RNA),故可把病毒分为 DNA 病毒和 RNA 病毒两大类。病毒核酸分子有双链和单链之分,DNA 病毒多为双链(除微小 DNA 病毒外),RNA 病毒多为单链(除呼肠病毒外)。此外,病毒核酸可以是线形、环状或分节段的。病毒核酸大小差异悬殊,小病毒可能仅含 3~4 个基因,大病毒则可含几百个基因。

病毒核酸携带有病毒的全部遗传信息,决定了病毒感染、增殖、遗传、变异等生物学性状。其主要功能有:①病毒复制:病毒增殖以基因组为模板,经过转录、翻译过程合成病毒的前体形式,如子代核酸、结构蛋白,然后再装配成子代病毒体;②决定病毒特性:病毒核酸携带了病毒的全部遗传信息,决定了病毒的生物学性状;③具有感染性:有些病毒经化学方法除去病毒的衣壳蛋白后,如果裸露的核酸仍能进入宿主细胞并复制病毒,则称为感染性核酸(infectious nucleic acid)。感染性核酸不受相应病毒受体限制,所以感染宿主的范围比病毒体广泛,例如,脊髓灰质炎病毒不能感染鸡胚与小鼠细胞,但其感染性核酸可以进入细胞内并完成增殖,对它们有感染能力。但感染性核酸不易与宿主细胞吸附,且易被体液中及易感细胞膜上的核酸酶降解,因此感染性比完整病毒体低。

(2)衣壳(capsid):衣壳是包围在病毒核心外面的一层蛋白质,是病毒体的主要抗原成分;由一定数量壳粒(capsomere)按一定几何构型聚合而成,是病毒衣壳形态学亚单位,在电镜下可见到壳粒形态。壳粒是一些多肽分子组成,因此多肽分子是衣壳的化学亚单位。

根据壳粒数量及排列方式(图 7-3)不同,一般可分为 3 种排列形式:①20 面体立体对称型(icosahedral symmetry)病毒核酸浓集成球形或近似球形,外周衣壳的壳粒排列成 20 面体立体对称的球形体,由 20 个等边三角形构成,见于大多数球形病毒如腺病毒、脊髓灰质炎病毒等;②螺旋对称型(helical symmetry)病毒核酸呈盘旋状,壳粒沿螺旋形的核酸链盘绕成螺旋状,通过中心轴旋转对称,如流感病毒、弹状病毒等;③复合对称型(complex symmetry)壳粒排列既有立体对称又有螺旋对称的病毒,如痘病毒与噬菌体等。

蛋白质衣壳的主要功能有:①保护病毒核酸:致密稳定的衣壳结构除赋予病毒固有的形状外,还可保护病毒核酸,蛋白质衣壳包绕着核酸,可使核酸免遭环境中核酸酶和其他理化因素,如紫外线、射线等破坏;②参与病毒感染过程:与易感细胞表面受体结合,决定病毒感染宿主细胞种类。具有辅助感染作用,病毒表面特异性受体连接蛋白与细胞表面相应受体有特殊的亲和力,是病毒选择性吸附宿主细胞,构成感染的第一步;③具有抗原性,衣壳蛋白

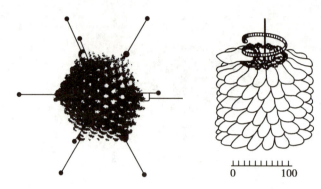

图 7-3　病毒的立体对称和螺旋对称

具有良好抗原性,衣壳蛋白是病毒基因产物,具有病毒特异抗原性,可刺激机体产生特异性免疫,既有抗病毒的免疫防御作用,又可引起病理性免疫损伤。

2. 辅助结构

(1)包膜(envelope):又称囊膜,是某些病毒在成熟过程中穿过宿主细胞,以出芽方式向宿主细胞外释放时获得的膜结构。任何动物病毒多数具有包膜。包膜中含有双层脂质、多糖和蛋白质,其中蛋白质具有病毒特异性,由病毒基因编码,脂质和多糖成分则源于宿主细胞膜、核膜或空泡膜。包膜中的脂质与宿主细胞膜、核膜或空泡膜成分相似,证明病毒是以"出芽"方式,从宿主细胞内释放过程中获得了宿主细胞膜、核膜或空泡膜成分。双层脂质常与多糖构成糖蛋白亚单位,嵌合在脂质层,形成不同形状呈放射状排列的钉状突起,称包膜子粒(peplomer)或刺突(spike)。其化学成分为糖蛋白,亦称刺突糖蛋白,如流感病毒血凝素和神经氨酸酶,是由天门冬酰胺连接碳水化合物形成的糖蛋白组成。

包膜的主要功能是:①保护病毒:它们位于病毒体的表面,有高度的抗原性,并能选择性地与宿主细胞受体结合,促使病毒包膜与宿主细胞膜融合,感染性核衣壳进入胞内而导致感染。有包膜病毒对脂溶剂和其他有机溶剂敏感,失去包膜后便丧失了感染性。包膜中所含磷脂、胆固醇及中性脂肪等能加固病毒体的结构。因此包膜的主要功能是维护并保持病毒结构的完整性;②参与感染过程:来自细胞膜的病毒体包膜与宿主细胞膜脂类成分同源,彼此易于亲和及融合,因此包膜也起到辅助病毒感染的作用;③具有抗原性:包膜具有病毒种、型特异性,是病毒鉴定、分型的依据之一。包膜构成病毒体表面抗原,与致病性和免疫性有密切关系。

(2)其他辅助结构:如腺病毒在 20 面体的各个顶角上有触须样纤维(antennal fiber),又称纤维刺突或纤突,腺病毒是唯一具有触须样纤维的病毒,腺病毒的触须样纤维是由线状聚合多肽和一球形末端蛋白所组成,位于衣壳的各个顶角。该纤维吸附到敏感细胞上,抑制宿主细胞蛋白质代谢,与致病作用有关。此外,还可凝集某些动物红细胞。

(3)病毒携带的酶:某些病毒核心中带有催化病毒核酸合成的酶,如流感病毒带有 RNA 的 RNA 聚合酶,这些病毒在宿主细胞内要靠它们携带的酶合成感染性核酸。

二、病毒的增殖

(一)病毒的增殖条件

病毒增殖和产生感染的前提是必须进入宿主细胞,利用宿主细胞的合成系统和原料,合成并组装自身的子代。这一过程是病毒感染的本质,也是病毒生存的基本方式。病毒增殖的基本条件包括:合适的宿主细胞、病毒侵入细胞的能力及宿主细胞状态等。

1. 合适的宿主细胞　病毒经过长期遗传进化及其与宿主长期相互作用决定了病毒以何种途径进入机体,能在哪种细胞中增殖。病毒侵入细胞后,能支持病毒完成正常增殖的宿主细胞称为病毒的容纳细胞(permissive cell);不能为病毒增殖提供必须条件导致病毒不能正常增殖的细胞称为非容纳细胞(non-permissive cell)。病毒选择性地侵入宿主细胞,如流感病毒侵入上呼吸道上皮细胞并在其中增殖;轮状病毒侵入消化道肠上皮细胞并完成增殖。

2. 病毒侵入细胞的能力 病毒进入细胞的能力和病毒的毒力密切相关,涉及病毒接近细胞、吸附于细胞和进入细胞内的诸过程。病毒的毒力指某一病毒对特定宿主的致病能力,表现为病毒增殖程度高低、临床症状和病理改变的强弱。它包括病毒结构成分(核酸的感染性、蛋白质受体及进入细胞的能力等)、病毒感染的数量、入侵途径、对宿主细胞的亲嗜性、病毒在细胞中的复制能力、有无基因组整合和释放方式等。因此,具有足够数量、毒力较强和结构完整的病毒是保证病毒增殖的先决条件。可见,病毒毒力的大小与病毒增殖和致病性密切相关,决定了病毒能否感染细胞及可否产生子代病毒。

3. 宿主细胞状态 病毒能否感染宿主细胞不仅取决病毒本身,还与宿主因素密切相关,包括遗传因素(决定宿主细胞对病毒的敏感性)和生理状态(细胞生长状况、营养状态)等。

(二)病毒的增殖周期

病毒结构简单,缺少增殖所需的酶系统、能量和许多原材料,必须在敏感的活细胞内进行增殖。病毒的增殖不是二分裂方式,而是以其基因组为模板,藉 DNA 多聚酶或 RNA 多聚酶以及其他必要因素,经过复杂的生化合成过程,复制出病毒的基因组。此时宿主细胞的生化合成受到抑制,病毒基因组则经过转录、翻译过程,产生大量病毒蛋白质,再经过装配,最终释放出子代病毒。病毒这种以核酸分子为模板进行繁殖的方式称为自我复制(self replication)。

从病毒进入细胞开始,经基因组复制、转录、翻译和装配,到最后子代病毒释出的全过程,称为一个复制周期(replication cycle)。复制周期是个连续过程,常划分成三个阶段(病毒吸附并侵入宿主细胞、细胞内病毒分子的生物合成与病毒核衣壳的装配、病毒的成熟与释放)和六个步骤[吸附、穿入、脱壳、生物合成(基因组复制及基因表达)、装配、成熟和释放](图7-4)。

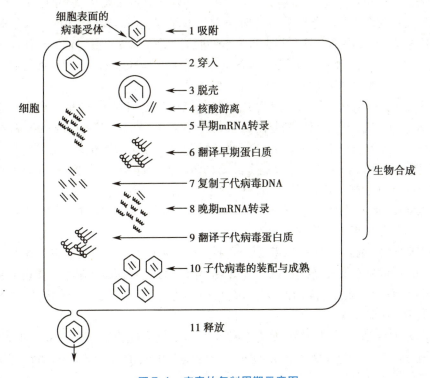

图7-4 病毒的复制周期示意图

笔记

1. 吸附（absorption/attachment） 病毒通过随机运动和碰撞接近细胞,但只有吸附于易感细胞膜上才能与之相互作用并启动增殖过程。吸附是病毒体在各种作用力的作用下与细胞接触和识别的过程,是病毒与细胞相互作用的第一步。绝大多数病毒只能够侵入、感染特定种类的细胞并能在其中产生子代病毒,这种特性称为病毒的细胞或组织亲嗜性（tropism）。病毒的亲嗜性与细胞膜上的病毒受体、细胞内有无调节病毒转录的细胞蛋白和是否含有某些特定切割病毒蛋白酶等因素有关。参与病毒和细胞识别和吸附过程的主要有两个结构:①病毒吸附蛋白（viral attachment protein,VAP）:位于病毒体表面,如包膜病毒的刺突糖蛋白或无包膜病毒的衣壳蛋白等。VAP 可与易感细胞表面的特殊受体分子结合,这种特异性的结合决定了病毒的嗜组织特征;②细胞的病毒受体（简称 viral receptor）:位于细胞膜表面,指能与病毒 VAP 特异性结合,介导病毒侵入细胞启动病毒感染和复制的特异性细胞膜表面位点。不同的易感细胞有不同的病毒受体,如人类免疫缺陷病毒（HIV）包膜糖蛋白 gp120 的受体是人辅助 T 细胞表面的 CD4 受体,故只能感染有 CD4 受体的细胞。流感病毒包膜上血凝素可与多种细胞上唾液酸受体分子结合,故病毒可在人和多种动物间传播。一种病毒可有多种细胞受体,有些尚未被确定。一般把细胞膜上协助病毒受体进行识别病毒的表面分子称为共受体或辅助受体（coreceptor）,如 HIV 入侵细胞还需要细胞膜表面的黏附分子共受体的帮助。吸附过程在数分钟到数十分钟内完成。

2. 穿入（penetration） 病毒体穿过细胞膜进入细胞的过程称为穿入。穿入与吸附不同,是需要能量的过程。只有生长良好、代谢旺盛的细胞才能让病毒完成穿入过程。病毒体可通过三种方式穿入细胞:①内吞作用（endocytosis）或胞饮（viropexis）:病毒体被细胞吞入胞内的有膜小泡中,不需要其他蛋白参与。这是无包膜病毒常见的穿入方式,由细胞把病毒核衣壳吞入细胞质中,穿入效率高;②融合（fusion）:多数有包膜病毒通过病毒包膜与细胞膜或胞质囊泡膜融合方式,病毒核衣壳进入胞质中。融合过程需要病毒包膜上的特异性融合蛋白参与;③直接穿入:少数无包膜病毒的核衣壳蛋白多肽和细胞膜上的特定蛋白相互作用,两者的成分和结构发生改变,病毒体直接穿过细胞膜。

3. 脱壳（uncoating） 进入细胞质中的病毒体必须脱去蛋白衣壳,暴露出病毒的核心,使病毒基因组发挥指令作用。不同病毒的脱壳方式不同,多数病毒在穿入时已在细胞溶酶体酶作用下脱去衣壳,释出病毒核酸。少数病毒的脱壳过程复杂,如痘病毒溶酶体酶只能脱去部分衣壳,尚须病毒特有脱壳酶作用使病毒核酸完全释放出来。有些病毒（如流感病毒和痘病毒等）在脱壳前,病毒基因组就开始 mRNA 的转录。

4. 生物合成（biosynthesis） 病毒基因组经脱壳释放到细胞中,就进入病毒的生物合成阶段。病毒生物合成包含基因组的复制（genome replication）和基因表达（gene expression）两部分,指导病毒成分合成的程序包括三个重复过程:①病毒 mRNA 的转录;②病毒复制子代病毒核酸;③特异性 mRNA 转译子代病毒的结构蛋白及功能蛋白。此期仅合成子代病毒的组成元件,在细胞内查找不到完整的病毒体故称隐蔽期（eclipse period）。生物合成中的关键产物是病毒 mRNA,不同病毒是如何转录 mRNA,又如何翻译病毒蛋白等均不同。

病毒核酸的复制因病毒核酸类型不同而异。

（1）双股 DNA 病毒:双股 DNA 病毒的复制方式为半保留复制方式。病毒先利用细胞核内依赖 DNA 的 RNA 多聚酶,转录出早期 mRNA,编码早期蛋白;再利用早期蛋白分别以正链 DNA 和负链 DNA 为模板,合成新的双股 DNA,即子代 DNA。感染人和动物的 DNA 病毒核酸多为双股 DNA（dsDNA）。

（2）单股 DNA 病毒:单股 DNA 病毒（ssDNA）以亲代为模板,在 DNA 多聚酶的作用下,产生互补链,并与亲代 DNA 链形成 ± dsDNA 作为复制中间型（replicative intermediate,RI）,然后再按半保留形式复制。

（3）单正股 RNA 病毒：此种病毒不含 RNA 聚合酶，但因其本身具有 mRNA 功能，可直接附着于宿主细胞的核糖体上转译早期蛋白，其中包括依赖 RNA 的 RNA 聚合酶。在该酶的作用下，转录出与亲代正链 RNA 互补的负链 RNA。形成的双股 RNA（±RNA）即复制中间型（RNA RI），其中正链 RNA 起 mRNA 作用转译晚期蛋白。负链 RNA 起模板作用，转录与负链 RNA 互补的子代病毒 RNA（+ssRNA）。

（4）单负股 RNA 病毒：此种病毒含有依赖 RNA 的 RNA 多聚酶。病毒 RNA 在此酶的作用下，首先转录出互补正链 RNA，形成 RNA 中间型，再以其正链 RNA 为模板，转录出与其互补的子代负链 RNA，同时翻译出病毒结构蛋白和酶。大多数有包膜的 RNA 病毒都属于单负股 RNA 病毒（−ssRNA）。

（5）双股 RNA 病毒：病毒双股 RNA（dsRNA）在依赖 RNA 的 RNA 聚合酶作用下转录 mRNA，再转译出蛋白。双股 RNA 病毒的复制与双股 DNA 病毒的复制不同。双股 DNA 病毒分别由正、负股复制出对应股，而双股 RNA 病毒仅由负股复制出正股，正股再复制出新负股，因而子代 RNA 全部为新合成的 RNA。

（6）反转录病毒：病毒在反转录酶的作用下，以病毒 RNA 为模板，合成互补的负链 DNA 后，形成 RNA：DNA 中间体。中间体中的 RNA 由 RNA 酶水解，在 DNA 聚合酶的作用下，由 DNA 复制成双股 DNA。该双股 DNA 则整合至宿主细胞的 DNA 上，成为前病毒（provirus），再由其转录出子代 RNA 和 mRNA。mRNA 在胞浆核糖体上转译出子代病毒的蛋白质。

（7）DNA 嗜肝病毒科病毒：此类病毒很特殊，如人乙型肝炎病毒（HBV）的基因组复制与上述六种均不相同。HBV 属环状双链 DNA（有缺口）病毒，但其复制依赖反转录过程。其反转录过程发生在转录之后，在装配好的病毒衣壳中，以前病毒 DNA 转录的 RNA 为模板进行反转录，同时形成 RNA：DNA 中间体，然后形成子代双链环状 DNA。

5. 装配（assembly） 病毒的装配是指生物合成的核酸和蛋白质及形成的病毒构件，组装成子代核衣壳的过程。不同种类的病毒，有不同的装配部位，这与病毒复制部位和释放的机制有关。除痘病毒外，DNA 病毒的核衣壳都在核内装配，绝大多数 RNA 病毒在细胞质内装配。病毒的装配过程非常复杂，首先不同性质的病毒组分需转运到特定的装配部位，当生物合成的病毒蛋白和核酸浓度很高时，启动了病毒的装配。装配涉及蛋白质与蛋白质、蛋白质与核酸的相互作用。蛋白分子先形成结构亚单位，继而组成形态亚单位和衣壳。衣壳呈立体对称的病毒先形成 20 面体的空心衣壳，病毒核酸从衣壳的裂缝中进入壳内最后形成核衣壳。衣壳呈螺旋对称的病毒则先组装好衣壳亚单位，再由衣壳亚单位围绕病毒基因组装配成核衣壳，如流感病毒、反转录病毒等。病毒基因组进入衣壳可以在装配的早期，也可以在晚期，最终形成完整的核衣壳。

6. 成熟（maturation）和释放（release） 成熟是指病毒核衣壳装配好后，病毒发育成为具有感染性的病毒体的阶段。病毒成熟涉及衣壳蛋白及其内部基因组的结构变化，这需要在高度调控之下，由蛋白酶对一些病毒前体蛋白进行切割加工。成熟的标准是：①形态结构完整，并具有成熟颗粒的抗原性；②具有感染性。具有这些特征的无包膜病毒核衣壳即为成熟病毒体。有包膜病毒装配好的核衣壳，尚需获得包膜后才能成熟为完整的病毒体。病毒的装配和成熟是连续的过程，二者关系密切，但又有不同。

成熟的病毒体以不同方式离开宿主细胞的过程称为释放。病毒释放的方式有两种：

（1）破胞释放：无包膜病毒在复制和装配过程中严重影响和破坏了细胞，病毒多通过溶解细胞释放出大量子代病毒，细胞破裂死亡，如腺病毒和脊髓灰质炎病毒。

（2）芽生释放：有包膜病毒的核衣壳多通过从细胞膜系统（核膜或细胞膜）出芽获得包膜而释放。包膜上的脂类来自细胞，而蛋白则是由病毒基因编码，故具有病毒的抗原性和特

笔记

异性。有包膜病毒的芽生释放并不直接引起细胞死亡,细胞膜在出芽后可以修复。

病毒复制周期长短与病毒的种类有关,如 RNA 病毒为 6~8 小时,正粘病毒可达 30 小时,多数病毒复制周期至少要 24 小时以上。体外利用细胞培养研究病毒复制周期时,在病毒感染细胞后不同时期内,分别测定感染性病毒,直到细胞死亡。若以时间为坐标、病毒数量为纵坐标,即获得病毒复制周期的生长曲线(图 7-5)。

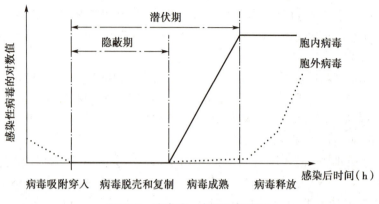

图 7-5 病毒的一步法生长曲线

依据子代病毒体数目的有无及多少把生长曲线分为三期:①隐蔽期(eclipse),在病毒感染早期,包括病毒进入细胞后的脱壳和生物合成阶段。接种病毒后数小时内不能在细胞中测出病毒体的一段时间;②对数生长期,产生大量子代病毒,病毒数量的对数与时间成比例增加,包括病毒装配和释放,发生在感染后期;③细胞死亡期,大量病毒的繁殖和释放,使宿主细胞的结构和功能受到破坏而死亡。

(三)病毒的异常增殖

病毒复制的实质是病毒和细胞相互作用,可因病毒自身和宿主细胞两方面的原因导致病毒不能完成复制,不能组装成完整的子代病毒,这种与病毒增殖相关的异常现象称为病毒异常增殖。病毒异常增殖主要表现为发生顿挫感染和产生缺陷病毒。

1. 顿挫感染(abortive infection) 病毒进入非容纳细胞后,因细胞不能为病毒提供复制的必要条件(如酶类、能量及必要成分),而没有子代病毒体产生,这一感染过程称为顿挫感染(亦称流产感染)。顿挫感染时病毒的成分可能合成和存在,但不能装配和释放。如人腺病毒可在人胚肾细胞(容纳细胞)中正常增殖,但在猴肾细胞(非容纳细胞)中不能正常增殖而引起顿挫感染。

2. 缺陷病毒(defective virus) 因病毒基因组不完整或发生严重改变,导致不能复制出完整的子代病毒体而成为缺陷病毒。缺陷病毒具有病毒形态,但基因组不完整,与其他病毒共同感染细胞时,其他病毒若能弥补缺陷病毒的不足,也可增殖出完整的子代病毒,将这种有辅助作用的病毒称为辅助病毒(helper virus)。缺陷病毒虽不能复制,但却具有干扰同种成熟病毒体进入细胞的作用,又称为缺陷干扰颗粒(defective interfering particle,DIP)。DIP 具有正常病毒形态(衣壳或包膜),内含缺损的病毒基因组。DIP 不但能干扰非缺陷病毒的复制,也能影响细胞的生物合成。当 DIP 和辅助病毒共感染时,可产生成熟病毒,如腺病毒伴随病毒与腺病毒,丁型肝炎病毒与乙型肝炎病毒。此时,腺病毒和乙型肝炎病毒是辅助病毒。DIP 干扰同种病毒复制,也从同种成熟病毒基因组那里弥补自己的不足,并能影响细胞的生物合成。动物实验表明,DIP 和完整病毒共同感染时,可产生持续性感染。伪病毒颗粒(pseudovirion)是一种特殊的缺陷病毒形式,由病毒衣壳包装了宿主细胞 DNA 片段而形成。

它虽有病毒形态,但不含病毒基因组,也不能复制。

(四)病毒的干扰现象

当两种病毒同时感染同一细胞时,可发生一种病毒的增殖抑制另一种病毒增殖的现象称为干扰现象(interference)。该现象在活的异种病毒、同种异株病毒、同种异型病毒之间均可发生,并且灭活病毒也可干扰活病毒。干扰现象的机制尚未完全清楚,已知机制如下:

1. 一种病毒作用于宿主细胞后诱导其产生抑制病毒复制的干扰素。

2. 第一种病毒破坏了宿主细胞表面受体或改变了宿主细胞代谢途径等,均能影响另一种病毒的复制过程。

3. DIP干扰同种病毒复制。病毒干扰现象在两种成熟病毒体之间、成熟病毒和缺陷病毒之间均可发生。

病毒的干扰现象能使感染终止和阻止宿主发病。应注意合理使用病毒疫苗预防病毒性疾病,避免干扰现象发生。

三、病毒的遗传与变异

病毒和其他微生物一样,有遗传性和变异性。病毒的遗传(heredity)是指病毒在复制过程中,其子代保持与亲代病毒性状的相对稳定性。病毒的变异(variation)是指病毒在复制过程中出现某些性状的改变。病毒的变异有遗传型变异和非遗传型变异之分,前者是指病毒遗传物质核酸发生改变,其变异后的性状可遗传给子代病毒;后者的病毒核酸并未发生改变,其变异一般不能遗传。

(一)病毒的变异现象

当病毒体与宿主细胞或宿主机体之间、不同病毒体之间相互作用时,常发生遗传学上的改变。由基因突变导致的病毒性状改变的毒株称为突变株(mutant)。当突变株能在宿主细胞中稳定传代时则称为变异株。

1. 毒力变异 病毒的毒力可发生改变,故一种病毒可有不同毒力的病毒株,即强毒株及弱毒株。弱毒株可制成弱毒活病毒疫苗,如脊髓灰质炎疫苗、麻疹疫苗等。

2. 抗原变异 某些病毒的抗原不稳定,易发生变异。变异的病毒可引起相关传染病的流行,如甲型流感病毒的血凝素抗原变异,形成新的甲型流感病毒亚型可引起流感的流行。

3. 宿主范围变异 某些病毒基因组变异,改变了其宿主或宿主细胞范围,成为宿主范围突变株(host- range mutant,hr 突变株),如禽流感病毒变异后可在人体内增殖引起致命感染。hr 突变株可感染野生型毒株不能感染的细胞,利用此特性可制备减毒疫苗(如狂犬疫苗)。

4. 条件致死突变 指病毒突变后在特定条件下能生长,而在原来条件下不能增殖而致死。其中最主要的是温度敏感条件致死突变株(temperature- sensitive conditional lethal mutant),简称温度敏感突变株(ts 株),在特定温度(28 ~35℃)下培养能增殖,在非特定温度(37 ~40℃)下培养不能增殖,而野生型病毒在两种温度条件下均能增殖。

5. 耐药突变 常因病毒酶基因的突变而降低了靶酶对药物的亲和力或作用,从而使病毒对药物产生抗性而能继续增殖。

(二)病毒变异的机制

1. 遗传型变异

(1)病毒株基因组突变所致的表型改变:病毒在增殖过程中常发生基因组中碱基序列的置换、缺失或插入,引起基因突变。其自发突变率为10^{-8} ~10^{-6},物理因素(如紫外线或γ射线)或化学因素(如亚硝基胍、5- 氟尿嘧啶或5- 溴脱氧尿苷)也可诱发突变。突变株可呈多种表型,如病毒空斑或痘斑的大小,病毒颗粒的形态、抗原性、宿主范围、营养要求、细胞病变以及致病性的改变等。

（2）病毒基因组之间相互作用所致的基因重组与重配：当两种或两种以上病毒感染同一宿主细胞时，它们之间可发生多种形式的相互作用。两种或两种以上有亲缘关系但生物学性状不同的毒株（如同种病毒）感染同一种细胞时，两者相互作用发生核酸水平上的互换和重新组合，形成兼有两亲代病毒特性的子代病毒的过程称为重组（recombination）。重组可以在多种类型的病毒基因组之间发生，不论基因组是 DNA 或 RNA 分子，基因组是否分节段等。重组时病毒核酸分子断裂、交叉连接，引起核酸分子内部重新排列。对于分节段的 RNA 病毒基因组如流感病毒、轮状病毒等，两个病毒株通过基因片段的交换使子代基因组发生突变，这种过程称之为重配（reassortment）。流感病毒不同株之间基因片段的重新分配，是引起该病毒抗原性改变的主要原因。

（3）病毒基因组与细胞基因组整合所致的变异：病毒在感染细胞的过程中，有时病毒基因组或基因中某些片段可插入到宿主细胞染色体 DNA 分子中，将这种病毒基因组与细胞基因组之间的重组过程称为整合（integration）。多种 DNA 病毒、反转录病毒等均有整合宿主细胞染色体的特性。整合既可引起病毒基因的变异，也可引起宿主细胞染色体基因的改变，导致细胞恶性转化、发生肿瘤等。

2. 非遗传型变异 当两种病毒感染同一细胞时，除可发生基因重组外，还可发生病毒基因产物的相互作用，导致子代病毒的表型变异。但这种变异不能遗传给子代。

（1）表型混合与核壳转移：由于在病毒增殖过程中，核酸复制与转录、翻译病毒蛋白质分别在细胞的不同部位进行，因此有时两株病毒共同感染同一细胞时，一种病毒复制的核酸被另一病毒所编码的蛋白质衣壳或包膜包裹，还会发生诸如耐药性或细胞嗜性等生物学特征的改变，这种改变不是遗传物质的交换，而是基因产物的交换，故称表型混合（phenotypic mixing）。表型混合获得的新性状不稳定，病毒经细胞内传代后又可恢复亲代的表型。无包膜病毒发生的表型混合称核壳转移（transcapsidation），如脊髓灰质炎病毒与柯萨奇病毒感染同一细胞时，常发生衣壳的张冠李戴，甚至有两亲代编码的壳粒相互混合组成的衣壳。因此在获得新表型病毒株时，应通过传代来确定病毒新性状的稳定性，以区分是基因重组体还是表型混合。

（2）互补：当两种病毒混合感染同一细胞时，通过基因产物（如衣壳、包膜和代谢酶等）之间的相互补充而发生的表型变异称为互补（complementation）。此现象在辅助病毒与缺陷病毒之间、两种缺陷病毒之间、活病毒与死病毒之间均可发生。

（3）基因型混合：两种病毒的核酸偶尔混合装在同一病毒衣壳内，或两种病毒的核衣壳偶尔包在一个囊膜内的现象称为基因型混合（genotype mixing），因其核酸未重组，故不能遗传。

（4）增强：当两种病毒混合培养时，一种病毒能增加另一种病毒产量的现象称为增强（enhancement）。其原因可能是前者抑制了干扰素的产生。

四、理化因素对病毒的影响

病毒在体外受到物理、化学因素作用后，失去感染性称为灭活（inactivation）。灭活的病毒仍能保留其他特性，如抗原性、红细胞吸附、血凝及细胞融合等。理化因素灭活病毒的机制主要是：①通过破坏病毒的包膜（如脂溶剂或冻融）；②使病毒蛋白质变性（如酸、碱、甲醛、温热等）；③损伤病毒的核酸（变性剂、射线）等途径。病毒对理化因素敏感性强弱因病毒种类而异。了解理化因素对病毒的影响，在预防病毒感染、分离病毒及疫苗制备等方面均有意义。

（一）物理因素的影响

1. 温度 大多数病毒耐冷不耐热，对温度的敏感性因病毒而异，多数病毒加热60℃ 30分钟或100℃数秒钟可被灭活，但乙型肝炎病毒需100℃ 10分钟才能灭活；有包膜病毒比无包膜病毒更不耐热。热对病毒的灭活作用，主要是使病毒衣壳蛋白变性和病毒包膜糖蛋白刺突发生变化，阻止病毒吸附于宿主细胞。热也能破坏病毒复制所需酶类，使病毒不能脱壳。病毒对低温有耐受力，保存病毒标本需低温冷冻，但反复冻融也可使病毒失活。在干冰温度（－70℃）和液氮温度（－196℃）条件下，病毒感染性可保持数月至数年。一般可用低温真空干燥法保存病毒，但在室温条件下干燥易使病毒灭活。

2. 酸碱度（pH） 大多数病毒在pH 5.0～9.0的范围内比较稳定，而在pH 5.0以下或pH 9.0以上迅速灭活，但不同病毒对pH的耐受程度有很大不同。在pH 3.0～5.0时肠道病毒稳定，而鼻病毒很快被灭活。所以，可用病毒对pH的稳定性来鉴别病毒，也可利用酸性、碱性消毒剂消毒实验室污染器具及用于防疫。

3. 射线 X线、γ射线和紫外线等均能以不同机制使病毒灭活。X线与γ射线等引起核苷酸链发生致死性断裂；紫外线可使病毒基因核苷酸结构发生改变，形成胸腺核苷与尿核苷双聚体，从而影响病毒核酸的复制，导致病毒失活。但有些病毒，如脊髓灰质炎病毒或狂犬病毒经紫外线灭活后，再用可见光照射，可因激活酶的原因，除去双聚体，使灭活病毒复活，称为光复活（photoreactivation），故不宜用紫外线来制备灭活病毒疫苗。

（二）化学因素的影响

病毒对化学因素的抵抗力一般较细菌强，可能是由于病毒缺乏酶类的原因。

1. 脂溶剂 乙醚、氯仿、去氧胆酸盐、阴离子去污剂等脂溶剂均可使有包膜病毒（如流感病毒、流行性乙型脑炎病毒等）的包膜脂质溶解而被灭活，失去吸附能力。但对无包膜病毒（如肠道病毒）几乎无作用。因此，包膜病毒进入人体消化道后，即被胆汁破坏。在脂溶剂中，乙醚对病毒包膜破坏作用最大，但对无包膜病毒几乎无作用。因此，可用乙醚灭活试验鉴别病毒有无包膜。

2. 消毒剂 病毒对消毒剂的抵抗力比细菌强，特别是无包膜的微小病毒。病毒对消毒剂的敏感性也因病毒种类而异。病毒对酚类、氧化剂、卤素类、醇类敏感，可用作病毒灭活剂。70%乙醇能使大多数病毒灭活，但对乙肝病毒无效。次氯酸盐、过氧乙酸等对肝炎病毒有较好的消毒作用。醛类消毒剂虽能使病毒灭活但仍能保持抗原性，故常用甲醛作灭活剂制备灭活疫苗。

3. 抗生素与中草药 一般认为，抗生素对病毒无抑制作用，但在分离培养病毒时，待检标本中加入抗生素可以抑制细菌生长，有利于分离病毒。近年来研究证明，有些中草药如板蓝根、大青叶、大黄、黄芪、甘草、贯众和七叶一枝花等对病毒增殖有一定抑制作用，其机理尚须深入研究。

4. 其他 $MgCl_2$、$MgSO_4$、Na_2SO_4等盐类对小RNA病毒科、疱疹病毒科和正粘病毒科等病毒有稳定作用，能提高病毒对热的抵抗力，可耐受50℃ 1小时。为此在保存这些病毒时经常加入镁盐，以延长病毒保存期。

（钟秀丽　邵世和）

第二节　病毒的感染与免疫

病毒通过黏膜或破损皮肤等途径侵入机体，在局部或全身的易感细胞内复制增殖，造成机体不同程度的病理过程称为病毒的感染。而机体的免疫系统会产生相应的免疫应答以应对各种病毒的感染，将病毒从机体内清除并防御再感染，对机体起到保护作用，称为抗病毒

笔记

免疫。两者抗衡的结果将使病毒感染导致不同的结局,可能是无症状的隐性感染,也可能是引起全身多种组织和器官受损的显性感染,甚至导致死亡。因此,病毒对机体的感染与机体针对病毒的免疫是病毒感染能否引起疾病的重要环节。

一、病毒的感染

病毒在人体能否形成感染取决于病毒感染的量、在机体间传播的方式、进入机体的途径,以及病毒在体内增殖和播散速度、逃避宿主免疫防御的能力、与机体相互作用等多方面因素。病毒与机体免疫应答相互作用的动态消长不同可形成不同的感染类型。不同病毒感染,或同一病毒在不同机体的感染持续时间也各不相同,短者仅数天,长者可终身携带。

(一)病毒感染类型

机体感染病毒后,依病毒的种类、毒力强弱和机体免疫力等不同,可表现出不同的临床类型。根据有无症状,病毒感染分为隐性感染和显性感染;根据病毒在机体内感染的过程、滞留的时间,病毒感染分为急性感染与持续性感染。持续性感染又分为慢性感染、潜伏感染和慢发病毒感染。

1. 隐性病毒感染 隐性病毒感染(inapparent viral infection)是指病毒进入机体后不引起临床症状的感染,又称为亚临床感染(subclinical viral infection)。其原因可能是病毒毒力弱或机体免疫力强,病毒在体内不能大量增殖,组织细胞没有被破坏或损伤轻微,不影响其组织功能的发挥,也可能是病毒最终未到达靶器官,故不呈现或极少呈现临床症状。如脊髓灰质炎病毒感染时,大多数人表现为隐性感染,这与病毒极少到达中枢神经系统有关。

隐性感染虽不呈现临床症状,但感染者多数可获得特异性免疫力,甚至能产生足够的抗体而抵抗再次感染。同时,隐性感染者仍有向外界散播病毒而成为传染源的可能,故隐性感染在流行病学上具有十分重要的意义。

2. 显性病毒感染 显性病毒感染(apparent viral infection)是指病毒到达靶细胞后大量增殖,使细胞和组织损伤,机体出现明显临床症状的感染,又称为临床感染。显性感染可表现为局部感染(local infection),如单纯疱疹;也可为全身感染(systemic infection),如麻疹。根据病毒在体内滞留的时间长短,显性感染还可分为急性感染及持续性感染两种类型。

(1)急性病毒感染(acute viral infection):指病毒在感染机体后,短时间内即被清除或导致机体死亡的过程,临床上急性感染表现为发病急,病程数日至数周,恢复后体内不再存在病毒,病后常获得特异性免疫,如流行性感冒。检测特异性抗体可作为被感染的证据。

(2)持续性病毒感染(persistent viral infection):指病毒可在机体内持续数月至数年甚至数十年,出现或不出现症状而长期带病毒,引起慢性进行性疾病,并可成为重要的传染源。此外也可引发自身免疫病,或与肿瘤发生相关。持续性病毒感染的形成有多方面因素:①机体免疫功能弱,无力完全清除病毒,病毒在体内可长期存留;②病毒存在于受保护的部位,而逃避宿主的免疫作用;③病毒的抗原性太弱,不足以刺激机体产生免疫应答将其清除;④病毒在感染过程中产生缺损性干扰颗粒,干扰病毒增殖,因而改变了病毒感染过程,形成持续性感染;⑤病毒基因整合在宿主细胞的基因组中,长期与宿主细胞共存。根据患者的疾病过程和临床表现,持续性感染可分为以下三种类型:①慢性感染(chronic infection):显性或隐性感染后,病毒未完全清除,可持续存在于血液或组织中并不断排出体外,临床症状有或无。在慢性感染全过程中可分离培养出或检测到病毒,例如巨细胞病毒、EB病毒所致的慢性感染及慢性乙型肝炎、人类免疫缺陷病毒感染等;②潜伏感染(latent infection):隐性或显性感染后,病毒存在于一定的组织或细胞中,但并不能产生有感染性的病毒体,在某些条件下病毒可被激活而急性发作,急性发作期可以检测到病毒的存在。例如单纯疱疹病毒感染后,在三叉神经节中潜伏,此时机体既无临床症状也无病毒排出,以后由于机体劳累或免疫功能低下等因素影响,潜伏的病毒被激活后沿感染神经到达皮肤、黏膜,发生单纯疱疹。水痘病毒初次感染儿童引起水痘,痊愈后病毒可长期潜伏在脊髓后根神经节或颅神经的感觉神经节细胞中,在患者发生肿瘤或年龄增大而免疫力降低时,病毒可被激活、增殖并扩散至皮肤发生带状疱疹;③慢发病毒感染(slow virus infection):较为少见但后果严重。病毒感染后有很长的潜伏期,既不能分离出病毒也无症状。经数年或数十年后,可发生某些进行性疾病,并导致死亡。如儿童期感染麻疹病毒恢复后,经过十余年后可发生亚急性硬化性脑炎(SSPE);人类免疫缺陷病毒引起的艾滋病等。

(二)病毒感染的途径与传播方式

1. 病毒传播方式　病毒的传播方式有水平传播(horizontal transmission)和垂直传播(vertical transmission)两种。水平传播指病毒在人群不同个体之间的传播,包括人-人直接传播、动物-动物-人传播、动物-虫媒-人等形式,为大多数病毒的传播方式。垂直传播指病毒由亲代传给子代的方式,主要通过胎盘或产道传播,也可通过哺乳或密切接触而传播,主要见于风疹病毒、巨细胞病毒、人类免疫缺陷病毒及乙型肝炎病毒等。

2. 病毒感染途径　一般情况下,病毒欲感染机体,首先需进入与外界直接接触的组织和器官,再进一步向其他组织扩散。病毒主要通过皮肤、黏膜(呼吸道、消化道或泌尿生殖道)侵入人体,但在特定条件下可直接进入血液循环(如输血、机械损伤、昆虫叮咬等)而感染机体。此外,眼结膜也是某些病毒重要的感染途径。多数病毒以一种途径进入机体,但也有病毒可通过多种途径感染,如人类免疫缺陷病毒。

当怀孕母亲被病毒感染出现病毒血症时,病毒可经胎盘垂直传播感染胎儿组织,引起宫内胎儿感染,导致胎儿死亡、流产、早产、先天畸形等,受染子代可成为病毒携带者,也可无任何症状。另外,被感染孕妇在分娩时可经产道感染新生儿,如母亲有单纯疱疹病毒2型(HSV-2)、人类免疫缺陷病毒(HIV)或乙型肝炎病毒(HBV)感染等,可使新生儿获得隐性或显性感染。见表7-1和表7-2。

表7-1　水平传播的病毒及常见感染途径

侵入途径	感染方式及媒介	病毒种类
呼吸道	空气、飞沫等	鼻病毒、冠状病毒、呼吸道合胞病毒、流感病毒、腺病毒、SARS冠状病毒、风疹病毒、腮腺炎病毒、麻疹病毒、水痘病毒等
消化道	污染的水或食物	脊髓灰质炎病毒等肠道病毒、轮状病毒等胃肠炎病毒、甲型肝炎病毒、戊型肝炎病毒等
泌尿生殖道	性接触	人类免疫缺陷病毒、乙型肝炎病毒、单纯疱疹病毒、人乳头瘤病毒等
血液	输血、注射、器官移植等	人类免疫缺陷病毒、乙型肝炎病毒、丙型肝炎病毒、巨细胞病毒等
眼	密切接触	肠道病毒70型、单纯疱疹病毒等
破损皮肤	昆虫叮咬、狂犬咬伤等	乙型脑炎病毒、狂犬病病毒、森林脑炎病毒、登革病毒等

表7-2 垂直传播的病毒及常见感染途径

类型	途径	病毒种类
产前	胎盘	人类免疫缺陷病毒、乙型肝炎病毒、风疹病毒、巨细胞病毒、单纯疱疹病毒等
分娩	感染的产道	人类免疫缺陷病毒、乙型肝炎病毒、巨细胞病毒、单纯疱疹病毒等
产后	哺乳、密切接触	巨细胞病毒、乙型肝炎病毒等
生殖细胞	人基因组含病毒DNA	多种逆转录病毒

3. 病毒在机体内的播散　病毒通过侵入门户进入机体后,既可在局部复制和繁殖,又可进一步扩散至其他组织和器官,引发体内病毒播散。随病毒种类不同,在体内的播散主要有三种形式。

(1)局部播散(local spread):外界病毒在入侵局部增殖,至一定数量后向相邻组织细胞扩散产生炎症,病毒并不侵入血流,其感染局限于同一组织和器官,引起局部感染,这种形式称为局部播散或表面感染(superficial infection)。如鼻病毒仅在上呼吸道黏膜细胞内增殖,引起普通感冒;轮状病毒在肠道黏膜内增殖而引起腹泻。

(2)血源性播散(hematogenous spread):为病毒体内播散的常见类型。有些病毒首先在入侵局部增殖,然后通过淋巴液进入血流,形成第一次病毒血症(viremia)。病毒再随血循环进入易感组织,特别是巨噬细胞和血管内皮细胞,大量增殖后再次进入血流引起第二次病毒血症,最后到达靶器官。整个感染过程涉及全身或数种组织与器官,引起全身性感染,如麻疹病毒、脊髓灰质炎病毒、脑炎病毒等所致的感染。一般全身性感染较局部感染会诱生更全面及巩固的免疫应答。

(3)神经性播散(neural spread):某些具有嗜神经性的病毒,可通过感染部位的神经末梢侵入神经细胞进行扩散,其所致疾病的临床特征体现出沿神经移行的特点,如水痘-带状疱疹病毒在其原发感染水痘发生以后,即隐伏于脊髓后根神经节或颅神经的感觉神经中,再发时病毒沿感觉神经分布形成带状疱疹。

(三)病毒的致病机制

由于病毒严格的细胞内寄生性,病毒进入人体首先在易感细胞内增殖,可导致细胞损伤或产生其他变化,当病毒扩散至多数细胞后则可形成对组织器官乃至全身的损伤或功能障碍。同时,针对病毒感染细胞而产生的免疫应答,在清除病毒的过程中会造成细胞和组织损伤。因此,病毒感染的致病机制可分为两个方面:一是病毒对宿主细胞的直接作用,二是病毒感染诱导的免疫损伤。

1. 病毒对宿主细胞的致病作用

(1)杀细胞效应(cytocidal effect):病毒在宿主细胞内繁殖,造成细胞破坏与死亡的感染称为杀细胞性感染(cytocidal infection)。在很短时间内一次释放大量子代病毒,细胞裂解死亡,主要见于无包膜、杀伤性强的病毒,如脊髓灰质炎病毒。其机制是病毒在增殖过程中,抑制细胞核酸与蛋白质的合成,使细胞的新陈代谢功能紊乱,造成细胞病变或死亡。同时,病毒增殖还常引起细胞溶酶体膜的通透性增高,释放其中的水解酶引起细胞自溶。发生杀细胞性感染的病毒多数引起急性感染。在体外试验中,用细胞培养杀细胞性病毒,经一定时间后,显微镜下可观察到细胞变圆、坏死,从瓶壁脱落等现象,称为细胞病变效应(cytopathic effect,CPE),常以此作为病毒在细胞内增殖的指标。

(2)稳定状态感染(steady state infection):病毒在宿主细胞内增殖并不引起细胞裂解死

亡的感染称为稳定状态感染。常见于有包膜的病毒,病毒以出芽方式释放子代病毒,其过程相对缓慢,所致病变相对较轻,因此细胞在短时间内不会裂解死亡。但在病毒感染的细胞膜上常出现由病毒基因编码的新抗原,可被机体的免疫系统所识别而成为细胞免疫攻击的靶细胞,受感染细胞最终仍不免死亡。另外,有些病毒编码产生的酶类或感染细胞释放的溶酶体酶,可使感染细胞膜发生改变,导致感染细胞与邻近细胞融合,形成多核巨细胞或合胞体,具有病理学特征。如麻疹病毒引起的肺炎,在肺部可出现融合的多核巨细胞,有诊断价值。病毒借助于细胞融合也可由感染细胞扩散至未感染细胞。

(3)细胞凋亡(cell apoptosis):细胞凋亡是由宿主细胞基因所控制发生的一种程序性死亡。研究证实有些病毒感染细胞后增殖可直接诱导细胞凋亡,如人类免疫缺陷病毒、腺病毒等。有些病毒则通过病毒编码蛋白间接地作为诱导因子而引发细胞凋亡。此外,有些病毒还能直接诱导免疫细胞的凋亡,免疫细胞的凋亡显然有利于病毒逃避免疫清除,建立持续感染。

(4)包涵体形成:某些病毒感染的细胞内,在普通光学显微镜下可观察到存在于胞质或胞核内的、嗜酸性或嗜碱性、圆形或椭圆形或不规则形状的斑块结构,称为包涵体(inclusion body)。有些病毒的包涵体就是病毒颗粒的聚集体;有些是病毒增殖留下的痕迹;有些是病毒感染引起的细胞反应物。总之,包涵体与病毒的增殖、存在有关,所以包涵体的形成可作为病毒感染的诊断依据。如从可疑狂犬病的脑组织切片或涂片中发现细胞内有嗜酸性包涵体,即内基小体(Negri body),即可诊断为狂犬病。

(5)病毒基因整合与细胞转化:某些病毒感染细胞后,可将基因整合于宿主细胞 DNA 中,有两种方式:一种是逆转录病毒先以 RNA 为模板逆转录为双链 DNA,再全部整合于细胞染色体 DNA 中;另一种是 DNA 病毒在复制中,偶然地将部分 DNA 片段随机整合于细胞染色体 DNA 中。两种方式的基因整合均可导致细胞发生恶性转化,增殖变快,失去细胞间接触抑制。细胞转化也可由病毒蛋白诱导发生。如果细胞染色体与病毒基因整合的部位或附近有抑癌或癌基因存在,则细胞可发生与肿瘤相关的一系列变化。

2. 病毒感染诱导的免疫损伤 大多数病毒感染对宿主造成的损害并不是由于病毒对宿主细胞的致病作用而直接引起,而是由病毒抗原刺激诱发宿主的免疫应答对机体造成的间接损伤所致,称为免疫病理损伤(immunopathology)。病毒感染造成细胞功能结构的改变以及膜表面新抗原的形成均可刺激机体免疫应答而杀伤感染的细胞。被杀伤的细胞数量少,只造成轻微的影响,当被杀伤的细胞达到一定数量时,便会引起疾病的发生,甚至危及生命。免疫病理损伤主要由抗体和细胞介导,一些炎性细胞因子的作用也不可忽视,偶有非特异性免疫机制引起的损伤。而且,一种病毒感染可诱发一种或多种发病机制。

(1)抗体介导的免疫病理作用:病毒的包膜蛋白和衣壳蛋白抗原均能刺激机体产生相应抗体,抗体与抗原结合阻止病毒扩散导致病毒被清除。同时,病毒在细胞内增殖,许多病毒抗原会出现在宿主细胞表面,抗体与宿主细胞表面的病毒抗原结合后,激活补体,导致宿主细胞破坏,属Ⅱ型超敏反应。

抗体介导损伤的另一机制是:病毒抗原与抗体形成的复合物可出现于血液循环中,若它们沉积在毛细血管中则引起病变,导致局部组织损伤,属Ⅲ型超敏反应。若发生在肺部,则引起细支气管炎和肺炎,如婴儿呼吸道合胞病毒感染。登革病毒的复合物可沉积于血管壁,激活补体,血管通透性增高,引起出血和休克。慢性病毒性肝炎患者常出现关节症状,与免疫复合物沉积于关节滑膜引起关节炎有关。

(2)细胞介导的免疫病理作用:特异性细胞免疫能终止细胞内病毒复制,是宿主清除胞内病毒的重要机制,对感染的恢复起关键作用。但细胞毒性 T 细胞能特异性杀伤带有病毒抗原的靶细胞,造成组织细胞损伤,属Ⅳ型超敏反应。这可能是病毒致病机制中的一个重要方面。

（3）致炎性细胞因子的病理作用:病毒感染可诱导 INF-γ、TNF-α、IL-1 等细胞因子的大量产生而导致机体代谢紊乱,并活化血管内皮生长因子,引起休克、弥散性血管内凝血等严重病理过程,甚至危及生命。

（4）免疫抑制作用:某些病毒感染可抑制免疫功能,其作用机制有:病毒主动抑制宿主的免疫应答,如导致高亲和力 T 细胞的清除,诱导部分耐受;破坏抗原提呈细胞;抑制效应细胞及其功能等,如麻疹病毒、风疹病毒、巨细胞病毒及人类免疫缺陷病毒等。病毒感染所致的免疫抑制可激活体内潜伏的病毒或促进某些肿瘤的生长,使疾病复杂化,亦可能成为病毒持续性感染的原因之一。

（5）自身免疫:病毒感染后可致免疫应答功能紊乱,失去区别自身与非自身抗原的识别功能,产生对自身细胞或组织的细胞免疫或抗体,引起自身免疫。其机制主要是:病毒的感染能使通常情况下隐藏起来的细胞抗原暴露出来,或病毒抗原与宿主组织抗原含有共同的抗原决定簇,免疫系统识别这些抗原后就会产生免疫反应,引起自身免疫疾病。如慢性肝炎患者中,部分存在针对肝细胞蛋白的自身抗体或细胞免疫;在麻疹、腮腺炎病毒感染后期发生的脑炎,可能是由于病毒感染改变了脑组织抗原,从而诱生自身免疫应答,造成了脑组织损伤。

（四）病毒感染与肿瘤

1909 年 Rous 肉瘤病毒的发现,使人们意识到肿瘤的发生与某些病毒的感染息息相关。肿瘤的发生源于多方面的因素,就生物因素而言,病毒和肿瘤的关系最为密切。目前越来越多的病毒被证实能诱发肿瘤,流行病学调查和分子生物学的研究也同样表明,二者之间确实存在着密切的关系。凡是能致肿瘤的病毒统称肿瘤病毒,肿瘤病毒中约 2/3 为 RNA 病毒,1/3 为 DNA 病毒,前者包括人类嗜 T 细胞病毒和人类免疫缺陷病毒等,后者包括乙型肝炎病毒、人乳头瘤病毒和 EB 病毒等。

1. 病毒癌基因 大多数逆转录病毒有一特殊的致癌基因,可使细胞发生恶性转化。除逆转录病毒外,RNA 病毒无致癌作用。逆转录病毒首先与受体结合,进入胞浆脱去衣壳,病毒单链 RNA 逆转录为双链 DNA,并整合到宿主细胞基因组中形成前病毒,而后可处于静止状态,前病毒持续存在,也可通过宿主细胞的聚合酶转录、翻译成病毒结构成分,与病毒 RNA 组装成子代病毒出芽释放;病毒致癌基因也可转录、翻译产生癌基因产物(如蛋白激酶),修饰并活化细胞的某些蛋白,导致细胞转化,克隆增殖,形成恶性肿瘤。病毒癌基因产物不参与病毒结构的组成,但在转化的细胞表面出现肿瘤抗原。

2. 细胞原癌基因 原癌基因的激活是导致肿瘤发生的原因之一。原癌基因是一段存在于人体正常细胞内的 DNA 序列,在正常生理状态下不表达或只是有限制地表达,处于非激活状态,不具有致癌性。当机体免疫力降低且受到如辐射、化学致癌物和病毒感染等致癌因子作用时,原癌基因可通过突变、易位、扩增等被激活成为癌基因,出现异常表达,基因产物增多或活性增强时,使细胞过度增殖,最终导致肿瘤发生。病毒感染是一个主要的致癌因子,也是导致肿瘤发生和扩散的一个关键因素。此外,细胞生长抑制基因的缺失和突变,失去正常控制细胞增殖的能力,也是细胞恶性转化的因素。

3. RNA 肿瘤病毒 RNA 肿瘤病毒是逆转录病毒,可分为急性转化病毒和慢性转化病毒。急性转化病毒含有病毒癌基因,如 v-src、v-abl、v-myb 等。病毒感染细胞后,以病毒 RNA 为模板在逆转录酶催化下合成 DNA,然后整合到宿主 DNA 中并表达,导致细胞转化。慢性转化病毒本身不含癌基因,但具有很强的促进基因转录的启动子或增强子,逆转录后插入宿主细胞 DNA 的原癌基因附近,引起原癌基因激活和过度表达,使宿主细胞转化。

4. DNA 肿瘤病毒 DNA 肿瘤病毒感染细胞后,若病毒基因组整合到宿主细胞基因组后,其病毒基因所编码的蛋白以各种不同机制作用于细胞:通过灭活抑癌基因等机制抑制宿主细胞 DNA 损伤修复,导致宿主细胞基因不稳定;通过激活原癌基因表达、调节细胞周期蛋白、抑制细胞凋亡等方式导致细胞增殖异常;促进端粒酶活性,维持端粒长度,使宿主细胞永生化,导致细胞恶性转化,促进肿瘤形成。与人类肿瘤有关的病毒见表 7-3。

表 7-3　引起人类恶性肿瘤的病毒

病毒	肿瘤
人类嗜 T 细胞病毒 1 型(HTLV-1)	成人 T 淋巴细胞白血病,B 细胞淋巴瘤
人类免疫缺陷病毒(HIV)	Kaposi 肉瘤
乙型肝炎病毒(HBV)	原发性肝癌
丙型肝炎病毒(HBCV)	原发性肝癌
人乳头瘤病毒(HPV)	宫颈癌
EB 病毒	鼻咽癌,Burkitts 淋巴瘤
单纯疱疹病毒 2 型(HSV-2)	宫颈癌
巨细胞病毒(CMV)	Kaposi 肉瘤,宫颈癌

肿瘤是由多种因素诱发的细胞恶性转化,细胞代谢增殖速率加快,失去接触抑制作用,分化为肿瘤细胞。病毒感染与某些肿瘤的发生有直接或间接的联系,多数肿瘤病毒在癌变过程中起激发起始作用,肿瘤病毒致癌还与宿主因素有关,如遗传性、饮食习惯、激素水平、免疫抑制、免疫缺陷等,也与外界因素有关,多种诱变剂刺激可造成细胞恶性转化,包括离子射线、化学致癌物质。

二、抗病毒免疫

机体抗病毒感染免疫应答包括非特异性免疫与特异性免疫。前者指获得性免疫力产生之前,机体对病毒初次感染的天然抵抗力,主要为巨噬细胞、自然杀伤细胞及干扰素等的作用;后者指抗体介导的和细胞介导的抗病毒作用。在体内这两方面是不可分割并协同发挥作用的,见表 7-4。

表 7-4　抗病毒免疫机制

免疫因素	免疫机制
巨噬细胞	可滤过血液中病毒颗粒,使被调理的病毒颗粒灭活,将病毒抗原呈递给 T 细胞
INF	诱导细胞产生抗病毒蛋白,抑制病毒复制,在病毒感染早期起作用
NK 细胞	释放 TNF-α、TNF-β、IFN-γ,非特异性杀伤病毒感染的靶细胞,在感染早期发挥作用
抗体	中和抗体能阻止病毒吸附,有调理作用,主要对细胞外游离的病毒起作用
T 细胞	清除细胞内病毒所必需的免疫因素。其中 Th1 细胞反应比 Th2 更重要。CTL 能同靶细胞表面的病毒抗原反应,杀伤靶细胞,清除细胞内病毒

(一)非特异性免疫

抗病毒非特异性免疫主要由屏障作用、巨噬细胞和 NK 细胞、干扰素等构成。当病毒感染时非特异性免疫迅速发生反应,并且激活特异性免疫防御系统。非特异性防御可控制病毒感染,防止临床症状出现。

1. 屏障作用　皮肤黏膜屏障是阻止病毒感染的第一道防线,血脑屏障能阻挡病毒经血流进入中枢神经系统,胎盘屏障可保护胎儿免受母体所感染病毒的侵害。呼吸道黏膜细胞纤毛的反向运动是一种保护机制,胃酸对病毒有灭活作用,有包膜病毒一般不能通过消化道感染,多数无包膜肠道病毒是耐酸的。

2. 先天不感受性 机体的遗传因素决定了种属和个体对病毒感染的差异,这主要取决于宿主细胞膜上是否具有相应的受体。如有些动物病毒不能使人感染,也有些人类病毒不能进入动物细胞中增殖,如脊髓灰质炎病毒的受体仅存在于人和灵长类动物中,因而其他动物无相应受体而不被感染,具有天然的种属免疫力。人类免疫缺陷病毒、肝炎病毒也是如此。相反,狂犬病毒可感染多种温血动物。

3. 非特异性细胞作用

(1)巨噬细胞:可吞噬和杀灭来自感染细胞的病毒和细胞碎片,抗体和补体与病毒结合后能促进巨噬细胞的吞噬。巨噬细胞可提呈抗原给 T 细胞,分泌 IL-1 和干扰素,激发特异性免疫应答。肝脏和脾脏中巨噬细胞能迅速滤过血液中的病毒,阻止病毒侵入血流引起病毒血症。中性粒细胞也能吞噬病毒,但不能将其杀灭,病毒在其中还能增殖,反而将病毒带至全身,引起扩散。

(2)自然杀伤细胞(NK 细胞):在无抗原刺激的情况下,通过非抗体依赖的方式自然杀伤病毒感染的靶细胞,杀伤过程不受 MHC 限制,不依赖抗体,对靶细胞的杀伤也无特异性。其效应的出现远早于特异性杀伤性 T 细胞,是机体抗肿瘤、抗病毒的重要防线。活化的 NK 细胞还可通过产生 IFN-γ、TNF 等多种细胞因子而发挥抗病毒作用。NK 细胞是在病毒感染早期,特异性免疫建立前抗病毒免疫的一个重要机制。

4. 干扰素 干扰素(interferon,IFN)是由病毒或其他干扰素诱生剂刺激机体细胞所产生的一种具有抗病毒、抗肿瘤及免疫调节等多种活性作用的糖蛋白。除病毒外,细菌内毒素、原虫、人工合成的双链 RNA 以及多聚肌苷酸与多聚胞嘧啶的多聚物(poly I:C)也可诱导细胞产生干扰素。

(1)干扰素的种类与性质:由人类细胞诱生的干扰素,根据其抗原性不同,可分为 α、β、γ 三种,α 和 β 干扰素属于 Ⅰ 型干扰素,γ 干扰素属于 Ⅱ 型干扰素。不同干扰素其来源、理化性质及功能也有差异,如表 7-5。干扰素可被蛋白酶破坏,对热比较稳定,4℃ 可保存较长时间,-20℃ 可长期保存活性,56℃ 被灭活。

表 7-5　人类干扰素比较

类型	干扰素		
	Ⅰ 型		Ⅱ 型
种类	α	β	γ
产生细胞	人白细胞	人成纤维细胞	T 细胞
分子量	$16 \times 10^3 \sim 23 \times 10^3$	23×10^3	$20 \times 10^3 \sim 23 \times 10^3$
pH 2 稳定性	稳定		不稳定
编码基因位置	第 9 对染色体短臂		第 12 对染色体长臂
诱生剂	各种病毒、poly I:C		各种抗原、conA、PHA
抗病毒作用	较强		较弱
抗肿瘤作用	较弱		较强
免疫调节作用	较弱		较强

注:conA:刀豆蛋白 A;PHA:植物血凝素

（2）干扰素诱生：在正常情况下，干扰素基因受一种抑制蛋白的控制，这种抑制蛋白与干扰素基因上游的操纵基因区段结合，阻止了启动基因上RNA聚合酶活性的发挥，干扰素基因的表达被抑制。在病毒感染或干扰素诱生剂刺激下，细胞产生抑制蛋白灭活因子，解除抑制蛋白对干扰素基因的控制，使干扰素基因活化，在细胞核内转录成mRNA，在细胞质内转译成干扰素前体，借助于信号肽的作用被转运至细胞膜，信号肽被切割，成熟的干扰素被分泌至细胞外，作用于邻近的未受感染的细胞膜受体，使细胞建立抗病毒状态。

（3）干扰素抗病毒机制：干扰素的抗病毒作用不是直接灭活病毒，而是通过诱导细胞合成抗病毒蛋白发挥效应。干扰素作用于邻近未受感染的宿主细胞，与细胞表面的干扰素受体结合后，经信号转导等一系列生化过程，激活抗病毒蛋白基因，转录并翻译出 抗病毒蛋白 （antiviral protein，AVP），从而实现对病毒的抑制作用。Ⅰ型干扰素受体基因在人染色体G21长臂上，Ⅱ型干扰素受体基因位于第6对染色体上，这就决定了干扰素具有一定的种属特异性。

AVP主要包括 蛋白激酶 （protein kinase R，PKR）和2′,5′-腺嘌呤核苷合成酶（2′,5′-A合成酶），这两种酶经双链RNA及ATP激活后，发挥抗病毒活性。蛋白激酶被激活后可使蛋白质的翻译起始因子2（eIF-2）磷酸化而失活，抑制蛋白质合成；2′,5′-A合成酶激活后形成寡聚腺苷酸（2′,5′-A），再激活潜在的核酸内切酶RNA酶L（RnaseL），使病毒mRNA降解，抑制病毒蛋白质的合成。

（4）干扰素抗病毒特点：受病毒感染的细胞在病毒复制的同时即形成和释放干扰素，故干扰素的产生早于特异性免疫产物，在感染的几小时内就能起作用，抗病毒状态可持续2～3天。干扰素合成后能很快扩散至邻近细胞，诱导其产生抗病毒蛋白。因此，干扰素既能中断感染细胞中病毒的增殖，又能限制病毒的扩散。

干扰素抗病毒作用具有广谱性，干扰素对所有病毒均有一定的抑制作用；间接性，干扰素不直接作用于病毒，而是通过细胞产生抗病毒蛋白，间接发挥抗病毒作用；相对种属特异性，即一种动物所产生的干扰素只能对同种动物的细胞发挥其抗病毒作用。目前干扰素制剂和干扰素诱生剂已用于治疗一些病毒性疾病，如慢性乙型肝炎、单纯疱疹病毒性角膜炎、水痘-带状疱疹等，取得较好的疗效。但也发现有些病毒通过一些较为复杂的机制来对抗或逃避干扰素的抗病毒作用。近年来人们试图采用不同种干扰素或干扰素与抗病毒药物联合使用，已取得一些效果。

（5）干扰素免疫调节及抗肿瘤活性：干扰素能激活NK细胞和巨噬细胞，增强其对病毒感染细胞的杀伤破坏作用；干扰素可促进多数细胞MHCⅠ类抗原表达，有利于杀伤性T细胞（CTL）发挥作用；干扰素可诱导多种细胞的MHCⅡ类抗原表达，使之参加抗原递呈和特异性免疫的识别。此外，干扰素能通过多种机制影响肿瘤细胞功能，如直接抑制肿瘤细胞的生长、促进肿瘤细胞凋亡、抑制癌基因表达、抗肿瘤血管形成、抑制肿瘤转移。干扰素已单独或与其他治疗方法联合，广泛地应用于多种肿瘤的临床治疗，取得了明显疗效。

（二）特异性免疫

病毒感染过程中，病毒的各种结构蛋白（如衣壳蛋白、基质蛋白或包膜上的各种糖蛋白）以及少数DNA多聚酶，可经抗原的加工与提呈，活化T细胞及B细胞，分别在体内诱生细胞免疫和体液免疫。体液免疫主要是存在于黏膜表面的中和抗体（sIgA）或血流中的中和抗体（IgM和IgG），可以清除游离的病毒，有效防止再次感染；而细胞免疫主要是CTL对病毒感染的靶细胞的杀伤和活化的巨噬细胞对病毒的有效杀灭，是阻断病毒在细胞内复制、终止病毒感染的主要免疫机制，也是促进机体从初次感染中恢复的主要因素。

1. 体液免疫

（1）病毒中和抗体：具有吸附穿入作用的病毒表面抗原所诱生的抗体，称之为 中和抗体

笔记

(neutralizing antibody)。此类抗体不能直接灭活病毒,而是与细胞外游离的病毒结合而消除病毒的感染能力。其作用机制主要是:①中和抗体和病毒表面抗原结合,导致病毒表面构型改变,或封闭与易感细胞受体结合的病毒抗原表位,阻止病毒吸附、侵入易感细胞;②病毒与中和抗体形成的免疫复合物更容易被巨噬细胞所吞噬、清除;③有包膜的病毒与中和抗体结合后,激活补体,可致病毒裂解;④感染细胞表面表达的病毒抗原与相应抗体结合后,或通过ADCC作用或通过激活补体,使靶细胞溶解。

IgG、IgM、IgA 三种不同类型免疫球蛋白的中和抗体具有不同的生物学特性。由于 IgG 分子量小,通过胎盘,新生儿可具有来自母体的中和抗体而得到约 6 个月的被动免疫保护期。IgM 因分子量大,不能通过胎盘。如在新生儿血中测得被动特异性 IgM 抗体,可诊断为宫内感染。病毒感染后最早出现 IgM 抗体,故检查 IgM 抗体可作早期诊断。IgG 抗体出现较晚,并随不同病毒种类而持续时间长短不等。黏膜表面分泌型 IgA 的出现比血流中 IgM 稍晚,存在于黏膜分泌液中,在局部免疫中起主要作用,常可阻止病毒的局部黏膜入侵。中和抗体能抑制病毒的局部扩散和清除病毒血症,并能抑制原发病灶中病毒播散至其他易感组织和器官(靶器官),但中和抗体的分子量大,不能进入病毒感染的细胞,故无清除细胞内病毒的作用。

(2)血凝抑制抗体(haemagglutination inhibition antibody):表面含有血凝素的病毒可刺激机体产生抑制血凝现象的抗体。乙型脑炎病毒、流感病毒等的血凝抑制抗体也能中和病毒的感染性。

(3)补体结合抗体(complement fixation antibody):此类抗体由病毒内部抗原或病毒表面非中和抗原所诱发,不能中和病毒的感染性,但可通过调理作用增强巨噬细胞的吞噬作用。可协助诊断某些病毒性疾病。

2. 细胞免疫 感染细胞内病毒的清除主要依赖于细胞免疫。构成病毒特异性细胞免疫应答的主要因素是 CD8$^+$ 细胞毒性 T 细胞(CTL)和 CD4$^+$ 辅助性 T 细胞(Th1)。

(1)CTL:CTL 可通过其抗原受体识别病毒感染的靶细胞,被激活后释放穿孔素及细胞毒素,通过细胞裂解和细胞凋亡两种机制,直接杀伤靶细胞。CTL 的杀伤性作用受 MHC-Ⅰ类抗原的限制,具有病毒特异性。在多数病毒感染中,CTL 可以杀伤靶细胞达到清除或释放在细胞内复制的病毒体,进而在抗体的配合下清除病毒,因此 CTL 被认为是终止病毒感染的主要机制。CTL 还可通过分泌多种细胞因子,如 IFN-γ 等而发挥抗病毒作用。个别病毒感染后,CTL 虽有抗病毒作用,但并未发生靶细胞破坏的现象,这一现象在神经系统病毒感染,以及乙型肝炎病毒持续感染中已被证实,称为非溶细胞性 T 细胞的作用。

(2)CD4$^+$ Th1 细胞:活化的 Th1 细胞释放 IFN-γ 等多种细胞因子,通过激活巨噬细胞和 NK 细胞诱发炎症反应,促进 CTL 的增殖和分化等,在抗病毒感染中起重要作用。

在病毒性感染的免疫中,不论是非特异性免疫还是特异性免疫,不论是体液免疫还是细胞免疫,各有各的作用,不可缺少,而且相辅相成,互相促进,共同构成抗病毒免疫。见表 7-6。

表 7-6　各种免疫因素及其抗病毒作用

抗病毒作用	免疫因素
灭活和清除游离病毒	1. 主要靠中和抗体
	2. 补体能增加抗体的中和活性
	3. 巨噬细胞清除病毒
保护邻近细胞免于感染	干扰素
抑制病毒的增殖	

抗病毒作用	免疫因素
破坏感染病毒的靶细胞 病毒增殖中断	1. 抗体加补体的溶细胞作用
	2. CTL 及某些细胞因子
	3. 抗体依赖性细胞介导的细胞毒作用(ADCC)
	4. 激活的巨噬细胞
	5. 自然杀伤性(NK)细胞

（三）抗病毒免疫持续时间

抗病毒免疫持续时间的长短在各病毒之间差异很大,但一般具有以下特点:

1. 有病毒血症的全身性病毒感染,由于病毒抗原能与免疫系统广泛接触,病后可获得较为牢固的特异性免疫,且持续时间较长。如水痘、天花、腮腺炎、麻疹等。如果病毒感染只局限于局部或黏膜表面,无病毒血症,这类病毒通常引起短暂的免疫,宿主可多次感染,如流感病毒等。

2. 只有单一血清型的病毒感染病后可获牢固性免疫,持续时间长,如乙脑病毒。而血清型别较多的病毒,通过感染所建立的免疫对其他型别病毒无免疫作用,如鼻病毒等。

3. 易发生抗原变异的病毒感染病后只产生短暂免疫力。如流感病毒表面抗原发生变异,由于人群对变异病毒无免疫力,易引起流感的流行。

（张玉妥）

第八章

真 菌 学

真菌(fungus)为真核细胞型微生物,细胞结构比较完整,有细胞壁、典型的细胞核和完善的细胞器。细胞壁含有几丁质和β-葡聚糖,不含叶绿素,无根、茎、叶的分化。

真菌广泛分布于自然界,种类繁多,约有10万余种,以寄生或腐生方式生存,能进行无性或有性繁殖,大多数真菌为多细胞结构,少数为单细胞结构。大部分真菌对人类有益,与医学有关的真菌仅有300~400种,常见的有50~100种,可引起人类感染性、中毒性及超敏反应性疾病。近年来,由于广谱抗菌药物、抗肿瘤药物、免疫抑制剂、介入性诊疗手段的大量应用,器官移植、化疗、放疗的发展以及HIV感染人群的增多等因素,真菌感染尤其机会致病性真菌引起的感染有明显上升趋势。

目前真菌在生物界的位置尚未统一,大多数学者认为应将真菌单独列为真菌界,并分为黏菌门、真菌门。真菌门又根据其生物学性状分为鞭毛菌亚门(Mastigomycotina)、接合菌亚门(Zygomycotina)、子囊菌亚门(Ascomycotina)、担子菌亚门(Basidiomycotina)及半知菌亚门(Deutemycotina, or Imperfect fungi)。与医学有关的真菌包括:接合菌亚门、子囊菌亚门、担子菌亚门、半知菌亚门。

最新的真菌分类把真菌界分为4个门,即接合菌门(Zygomycota)、担子菌门(Basidomycota)、子囊菌门(Ascomycota)和壶菌门(Chytridiomycota),而把属于半知菌亚门中的真菌划分到前3个门中,并取消了黏菌门。

接合菌门绝大多数为无隔、多核菌丝,属条件致病性真菌,有性繁殖形成接合孢子(zygospore),无性繁殖产生孢子囊孢子(sporangiospore)。如毛霉菌(Mucor)、根霉菌(Rhizopus)等;担子菌门具有担子和担孢子,对人致病的主要有新生隐球菌(Cryptococcus neoformans)等;子囊菌门具有子囊和子囊孢子,对人致病的主要有芽生菌属(Blastomyces)、组织胞浆菌属(Histoplasma)、小孢子菌属(Microsporum)、毛癣菌属(Trichophyton)及酵母菌属(Saccharomyces)等。近年来,根据卡氏肺囊虫超微结构,大多数学者认为应将其归为真菌,并命名为卡氏肺孢菌(pneumocystis carinii,PC)。

第一节 真菌的基本性状

一、真菌的形态与结构

真菌分单细胞真菌和多细胞真菌两类。单细胞真菌呈圆形或椭圆形,直径3~15μm,以出芽方式繁殖,包括酵母型真菌和类酵母型真菌。酵母型真菌不产生菌丝,其菌落与细菌的菌落相似,如新生隐球菌。类酵母型真菌延长的芽体可伸进培养基内,称假菌丝(pseudohypha),其菌落与酵母型真菌相似,但在培养基内可见由假菌丝连接形成的假菌丝体,如白假丝酵母菌。

多细胞真菌由菌丝(hypha)和孢子(spore)组成,菌丝和孢子的形态结构是鉴别真菌的重要标志。

(一)菌丝

孢子在适宜条件下发芽伸长成芽管,逐渐延长呈丝状,称为菌丝(hypha)。菌丝呈管状,直径一般为 2～10μm,长度随不同生长条件而不同,菌丝分枝交织成团形成菌丝体(mycelium)。按其功能不同,菌丝分为营养菌丝(vegetative mycelium)和气中菌丝(aerial mycelium),营养菌丝能深入培养基中吸取营养物质,气中菌丝露在培养基之外,部分气中菌丝可产生孢子,称为生殖菌丝(reproductive hyphae);按其结构不同,菌丝分为有隔菌丝(septate hypha)与无隔菌丝(nonseptate hypha),前者在菌丝内部形成横隔,隔膜中央有小孔,容许细胞质流通,绝大部分的病原性丝状真菌为有隔菌丝,无隔菌丝内有多个细胞核;按其形态不同,菌丝分为螺旋状、球拍状、结节状、鹿角状和梳状菌丝等(图8-1)。

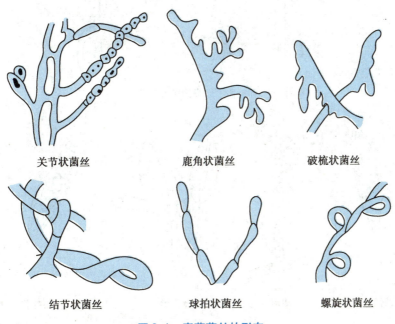

关节状菌丝　　　　鹿角状菌丝　　　　破梳状菌丝

结节状菌丝　　　　球拍状菌丝　　　　螺旋状菌丝

图 8-1　真菌菌丝的形态

(二)孢子

孢子(spore)是真菌的繁殖结构,由生殖菌丝产生,根据繁殖方式分为有性孢子和无性孢子两种。有性孢子是由同一菌体或不同菌体上的 2 个细胞经减数分裂形成,无性孢子是菌丝上的细胞分化或出芽生成,孢子是真菌鉴定和分类的主要依据。病原性真菌大多通过形成无性孢子繁殖,无性孢子按形态不同可分为叶状孢子、分生孢子和孢子囊孢子。

1. 叶状孢子(thallospore)　由菌丝内细胞直接形成,有下列 3 种类型(图8-2):①芽生孢子(blastopore):由菌丝体细胞发芽形成圆形或卵圆形的细胞,假丝酵母、小球类酵母、圆酵母等皆可产生芽生孢子,芽生孢子长到一定大小时一般会与母体脱离,若不与母体脱离,便延长呈丝状,形成假菌丝(pseudo hyphae),多数假丝酵母属菌种可形成假菌丝;②关节孢子(arthrospore):由菌丝细胞分化成长方形的几个节段而成,胞壁也稍增厚,多出现于陈旧培养物中,如毛孢子菌、球孢子菌等;③厚膜孢子(chlamydospore):又称厚壁孢子,由菌丝内胞浆浓缩而成,是真菌的一种休眠形式,在适宜的条件下可再发芽繁殖,如白假丝酵母、絮状表皮癣菌等。

2. 分生孢子(conidium)　是真菌常见的一种无性孢子,由生殖菌丝末端的细胞分裂或浓缩形成,也可由菌丝侧面出芽形成。分生孢子分为:①大分生孢子(macroconidium)体积较大,由多个细胞组成,呈梭状、棒状或梨状(图8-3)。其大小、细胞数和颜色是鉴定真菌的重要依据;②小分生孢子(microconidium)体积小,仅由一个细胞构成,外壁薄,有球形、卵形以及棍棒状等各种不同形状(图8-4)真菌都能产生小分生孢子,其诊断价值不大。

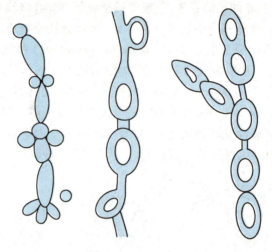

图8-2 真菌的叶状孢子

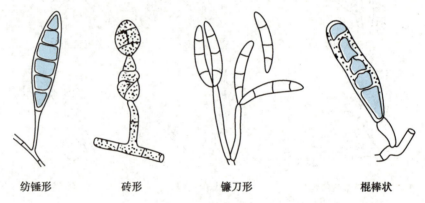

纺锤形　　　　砖形　　　　镰刀形　　　　棍棒状

图8-3 真菌的大分生孢子

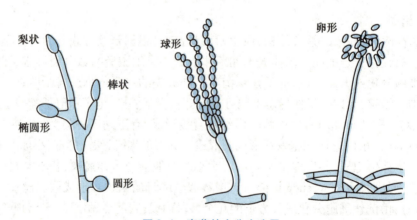

梨状　棒状　椭圆形　圆形　球形　卵形

图8-4 真菌的小分生孢子

3. 孢子囊孢子(sporangiospore) 由菌丝末端膨大成孢子囊,其内密集许多细胞核,每个核都被细胞质包围,分隔割裂成块,并逐渐形成孢子壁,最终成为孢子囊孢子,孢子成熟则破囊而出(图8-5),如毛霉、根霉等。

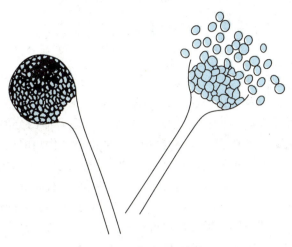

图 8-5　真菌的孢子囊孢子

二、真菌的繁殖与培养

(一)真菌的繁殖

病原性真菌大多以无性方式繁殖,无性繁殖有下列四种形式:

1. 芽生　以出芽方式繁殖,芽生孢子成熟后脱落成独立个体,如酵母和类酵母。

2. 裂殖　以二分裂方式进行繁殖,少数双相性真菌在机体内以此种方式繁殖。

3. 萌管　以萌管方式进行繁殖,芽管伸延后形成菌丝。

4. 隔殖　有些分生孢子,是在分生孢子梗某一段落形成一隔膜,随之原生质浓缩而形成一个新的孢子。

(二)真菌的培养

真菌营养要求不高,适宜酸碱环境为 pH 4.0~6.0,浅部感染真菌的最适温度为 22~28℃,但某些深部感染真菌的适宜生长温度为 35℃,实验室常用沙保弱培养基(sabouraud's medium)培养,该培养基主要含有蛋白胨、葡萄糖、琼脂和氯化钠,pH 5.5。大多数病原性真菌生长缓慢,培养 1~4 周才出现典型菌落,某些深部病原性真菌生长速度快,经 3~4 天即长出菌落。腐生性真菌在此培养基上生长迅速,真菌培养时在培养基内加入一定量放线菌酮和氯霉素以抑制腐生性真菌和细菌的生长。

在沙保弱培养基上,真菌可形成以下 3 种类型的菌落:

1. 酵母型菌落(yeast type colony)　是单细胞真菌的菌落形式,菌落较大,光滑湿润,柔软而致密,奶酪样,与一般细菌菌落相似。菌细胞以单细胞芽生方式繁殖,不形成真、假菌丝,显微镜下仅见单细胞性的芽生孢子。新生隐球菌的菌落即属此型。

2. 类酵母型菌落(yeastlike type colony)　亦称酵母样菌落,是单细胞真菌的菌落形式,有些单细胞性真菌孢子出芽形成芽管,芽管延长不与母细胞脱离,形成假菌丝。菌落外观上和酵母型菌落相似,但显微镜下可看到假菌丝。白假丝酵母菌即属此型。

3. 丝状型菌落(filamentous type colony)　是多细胞真菌的菌落形式,由很多疏松的菌丝体和分生孢子组成。菌落呈绒毛状、棉絮状和粉末状等,菌落的中心与边缘及其正面和背面可呈不同颜色,在培养基上人工传代或培养时间过长,其形态、培养特性和毒力都可发生改变。曲霉、青霉、毛霉和皮肤癣菌等的菌落属于此型。丝状型菌落的形态、结构和颜色可作为鉴定真菌的依据。

三、真菌的变异性与抵抗力

（一）真菌的变异性

真菌很容易发生变异，在人工培养基上经多次移种或培养过久，常可发生形态、结构、菌落性状、产生色素的能力以及生化特性、毒力等的变异。同一种真菌用不同的培养基或不同的温度培养，其生物学特性等也会发生改变。例如，刚从患者体内分离的皮肤丝状菌，可见其特有的菌落外观、色素以及典型的大小分生孢子，但经过几代培养后，通常是先失去产生色素的能力，之后其菌落的形态发生变化，孢子消失，表面产生羊毛状菌丝，此种现象称为羊毛状变异。真菌的变异出现后，若恢复其正常生长条件和环境，大部分能逐渐恢复为原来的性状，但若再继续培养于不适的环境条件，则往往不易恢复到其原来的形态。

真菌容易发生变异，即使同一种真菌也可有不同的颜色，这是造成真菌名称混乱的一个原因，同时也为真菌鉴定带来了一定的困难。

（二）真菌的抵抗力

真菌对干燥、阳光、紫外线及一般消毒剂有较强的抵抗力。紫外线需照射 30 分钟才能杀死真菌；不耐热，60℃ 1 小时菌丝与孢子即被杀死；对 1% ~3% 苯酚、2.5% 碘酊、0.1% 升汞（氯化汞）及 10% 甲醛溶液比较敏感。用甲醛溶液熏蒸被真菌污染的物品，可达到消毒的目的。真菌对常用的抗菌药物不敏感，灰黄霉素、制霉菌素、两性霉素 B、克霉唑、氟康唑和酮康唑等抗真菌药物对多种真菌有抑制作用。

第二节 真菌的致病性与免疫性

一、真菌的致病性

（一）真菌的毒力

自然界存在的真菌有很多，少数对人类有致病性。同一种疾病可以由不同种类的真菌引起，一种真菌可引起不同类型的疾病。真菌引起机体发病需要具备一定的毒力，这些毒力一方面能使菌体具有在机体内得以生存和繁殖的能力，另一方面能使菌体逃避宿主防御系统的清除，并可破坏宿主的器官、系统乃至全身的机能。

不同的真菌毒力不同。酵母通过黏附素与宿主细胞表面受体相互作用，可广泛黏附于上皮细胞、血管内皮细胞、细胞外基质和其他组织细胞表面，通过多种途径引起局部或播散性感染。酵母细胞壁上的受体与人类免疫细胞上相应受体有相似作用，因而可与免疫细胞竞争补体，抑制补体的调理作用，有利于其逃避吞噬作用。分泌型天冬氨酸蛋白酶和磷脂酶是白假丝酵母菌产生的胞外酶的两大家族，其中一些酶与毒力相关。

新生隐球菌的毒性因子主要包括磷脂酶等可促使菌体侵入宿主；荚膜等使菌体逃避宿主防御系统；菌体在机体内繁殖及其代谢产物如甘露醇等可引起机体正常结构和功能的破坏；酚氧化酶系统等对抗真菌药物具有耐药作用。

烟曲霉可引起侵袭性曲霉病。烟曲霉产生某些毒性物质如烟曲霉素、黏帚霉毒素和烟曲霉酸以及内毒素、C 物质等，这些毒性物质或通过抑制免疫反应，或破坏局部组织而促进真菌生长繁殖。烟曲霉可产生多种细胞外酶，包括核酶、磷酸酶、肽酶和蛋白酶，这些酶可降解大分子物质，为真菌生长提供营养。有些蛋白酶，尤其是丝氨酸蛋白酶，可促进肺泡上皮细胞脱落，有利于烟曲霉侵入。此外，烟曲霉产生的蛋白酶可作用于上皮细胞，产生如 IL-8、IL-6 和单核细胞趋化蛋白-1 等前炎症介质，后者可作用于中性粒细胞、单核细胞、巨噬细胞和淋巴细胞，使炎症反应"放大"，造成局部炎症和组织损伤，以利病原菌侵入。

某些真菌可以产生毒素,迄今已发现的真菌毒素有200余种。这类毒素大都结构简单,分子量较小,对热稳定,通常加热烹调不能破坏。真菌毒素毒性极强,如黄曲霉菌产生的黄曲霉毒素,在80%～90%湿度,25～30℃温度条件下,可以污染花生、玉米、大米、棉籽、小麦、高粱等粮油制品;胡桃、杏仁、无花果、山核桃等干果;乳及乳制品和豆类及制品,该毒素无传染性,不会造成流行;但毒性比氰化钾还强,可引起人和实验动物慢性中毒甚至致癌。

(二)真菌的致病性

根据致病性真菌的感染来源,真菌感染分为内源性感染和外源性感染,区分真菌感染来源,对诊断、治疗、监控和预防真菌感染有重要意义。内源性感染为条件致病性真菌引起的感染,这些真菌正常寄生在皮肤、口腔和肠道,只在机体免疫力降低时引发感染。外源性感染由致病性真菌引起,如皮肤癣菌、孢子丝菌和组织胞浆菌,这些真菌多生存于自然界,正常机体内不存在,常经呼吸道吸入或接触等方式自体外侵入机体引起感染。

不同的真菌致病方式不同,具体表现如下:

1. 病原性真菌感染 根据致病性真菌的感染部位,真菌感染通常分为浅部真菌感染和深部真菌感染。

浅部真菌感染:由浅部真菌引起的皮肤、黏膜或皮下组织的感染。一般导致皮肤、毛发或指(趾)甲部位的疾患,通常不侵犯皮下等深部组织和内脏器官,也不引起全身性感染。

深部真菌感染:真菌能够侵犯深部组织和内脏器官,引起机体全身性感染。多由外源性致病性真菌引起,如荚膜组织胞浆菌、粗球孢子菌等。

2. 条件致病性真菌感染 由内源性真菌所致,当机体免疫力下降时,宿主正常菌群或致病性不强的真菌可引起感染,如白假丝酵母菌、曲霉、毛霉等。

3. 真菌超敏反应 着色真菌、曲霉菌、青霉菌、镰刀菌等真菌通过分泌过敏介质或孢子释放到空气中污染空气,人类因呼吸或直接接触过敏源而产生多种类型的超敏反应,如过敏性鼻炎、哮喘、过敏性皮炎和荨麻疹等。

4. 真菌性中毒 由真菌毒素(mycotoxins)引起的急性或慢性中毒或直接食入有毒真菌等引起的中毒症状,称真菌中毒症。中毒症状因损害器官不同可表现出肝、肾损害、血液系统变化及神经系统受损等症状。真菌中毒与一般细菌性感染的食物中毒不同,不具有传染性,不会引起流行,有明显的地区性和季节性。

5. 真菌毒素与肿瘤 黄曲霉产生的黄曲霉毒素可诱发肝癌,赭曲霉产生的黄褐毒素也可诱发肝肿瘤,镰刀菌T-2毒素诱发大鼠胃肠腺癌、胰腺癌、垂体和脑肿瘤,展青霉素诱发局部肉瘤,灰黄霉素可诱发小鼠肝癌和甲状腺瘤等。

二、真菌的免疫性

真菌种类繁多,但真菌病的发病率较低,说明人体对真菌有较强的非特异性免疫力,真菌感染过程中可以形成特异性细胞免疫和体液免疫,但形成的特异性免疫不强且不稳定。

(一)非特异性免疫

1. 皮肤黏膜屏障 健康的皮肤黏膜对皮肤癣菌具有一定的屏障作用。皮脂腺分泌的不饱和脂肪酸有抗真菌作用,如儿童皮脂腺发育不完善,头皮分泌的不饱和脂肪酸较成人少,因而儿童易感染头癣;成人掌跖部缺乏皮脂腺,且手足汗较多,故成人手足癣较多见。

2. 正常菌群的拮抗作用 如白假丝酵母菌作为机体的正常菌群,寄居在口腔、阴道、肠道,与其他正常菌群构成拮抗关系。若长期应用广谱抗生素破坏菌群间的拮抗关系,则可引起继发性白假丝酵母菌感染。

3. 吞噬作用 中性粒细胞和巨噬细胞在非特异性抗真菌感染中起重要作用。真菌进入机体后易被单核－巨噬细胞及中性粒细胞吞噬,但被吞噬的真菌孢子并不能完全被杀死,仍可在细胞内繁殖,刺激组织增生,引起细胞浸润形成肉芽肿;有的被吞噬细胞带到深部组织器官中繁殖,引起内脏病变。

近年来发现 tuftsin(促癣吞噬肽)可结合到中性粒细胞外膜上以提高其吞噬和杀菌活性,并有促趋化作用。

正常体液中的 IFN-γ、TNF 等细胞因子也参与抗真菌感染。

(二)特异性免疫

真菌进入机体后,可引起机体发生特异性体液和细胞免疫应答,以细胞免疫为主,同时可诱发迟发型超敏反应。

1. 细胞免疫 Th1 反应占优势的细胞免疫应答在抗深部真菌如白假丝酵母菌、隐球菌的感染中起重要作用。Th1 细胞产生的 IFN-γ、IL-2 等可激活巨噬细胞,上调呼吸爆发(呼吸爆发是吞噬细胞的氧依赖性杀菌途径之一,指吞噬细胞吞噬微生物后,活化胞内的膜结合氧化酶,使还原型辅酶Ⅱ氧化,继而催化氧分子还原为一系列反应性氧中间物,从而发挥杀菌作用)作用,增强其对真菌的杀伤力。

某些真菌感染后可发生迟发型皮肤超敏反应,如临床上常见的癣菌疹。

2. 体液免疫 深部真菌感染可刺激机体产生抗体。如白假丝酵母菌 sIgA 抗体可与其表面甘露聚糖复合体结合,阻止其吸附于宿主细胞,但抗体的抗真菌作用尚不明确,可能作为调理素而发挥作用。酵母菌阴道炎患者的血液及阴道分泌物中,存在特异性 IgG 及 IgA 抗体,但抗体不能抑制阴道中酵母菌的感染。一般认为真菌感染的恢复主要是细胞免疫,而抗体的作用不大。

(王艾琳)

中英文名词对照索引